Diagnostik und moderne Therapie des Cholangio-karzinoms (CCA)

UNI-MED

UNI-MED Verlag AG
Bremen - London - Boston

Albert, Jörg G.:
Diagnostik und moderne Therapie des Cholangiokarzinoms (CCA)/Jörg G. Albert und Jörg Trojan.-
1. Auflage - Bremen: UNI-MED, 2022
(UNI-MED SCIENCE)
ISBN 978-3-8374-1618-3

Printed in Europe

Der Verlag dankt der Firma Incyte Biosciences Germany GmbH für die Unterstützung der Produktion dieser Auflage. Der Verlag versichert, dass der Industriepartner keinerlei Einflussnahme auf den Inhalt des Buches, insbesondere auch nicht auf Therapieempfehlungen, nehmen konnte.

Vorwort und Danksagung

Diagnosestellung und Behandlung von malignen biliären Tumoren sind im klinischen Alltag eine besondere Herausforderung. Häufig erst im weit fortgeschrittenen Stadium symptomatisch, werden frühe Manifestationen des Tumors nur manchmal als Zufallsbefunde, etwa bei der Abklärung unklar erhöhter Leberwerte oder der besonders aufmerksamen Ultraschalluntersuchung eines Internisten, erkannt. Ein programmiertes Screening gibt es nicht, dazu ist das Cholangiokarzinom wohl auch zu selten: Es steht an Platz 20 (Frauen) bzw. Platz 18 (Männer) der Krebserkrankungen in Deutschland und macht nur ca. 1 % der Krebsneuerkrankungen aus. Das Verhältnis von Sterberate zu Erkrankungsrate ist aber fast doppelt so hoch wie beim kolorektalen Karzinom, und der Anteil an den häufigsten Tumorlokalisationen an allen Krebssterbefällen in Deutschland betrug 2016 2 % (Frauen) bzw. 1,3 % (Männer).

Wenn dann der Verdacht auf ein Cholangiokarzinom besteht, ist die histologische Sicherung der Diagnose wiederum eine besondere Herausforderung. Trotz Einsatz modernen Techniken der Endoskopie und Pathologie sind nicht selten mehrere Eingriffe erforderlich, um die gesicherte Diagnose zu erhalten – und selbst dann kann nicht immer eine eindeutige Aussage getroffen werden.

Die Resektion insbesondere der perihilären Cholangiokarzinome erfordert besondere Expertise des Chirurgen. Hierbei wurden die chirurgischen Techniken in den letzten Jahrzehnten ganz erheblich weiterentwickelt und haben zur Spezialisierung als hepatobiliärer Chirurg geführt.

Erfreulich ist auch, dass in jüngster Zeit neue systemtherapeutische Medikamente entwickelt worden sind und inzwischen zielgerichtete und immunonkologische Therapieansätze verfügbar sind.

Alle diese Aspekte werden in der Monographie in der gebotenen Ausführlichkeit dargestellt.

Damit die Einordnung des Tumors in die viszeralmedizinische Onkologie gelingen kann, beginnt dieses Buch mit Hintergrundinformationen und der nötigen Begriffserläuterung. Dabei haben wir in der Regel die Benennung "Cholangiokarzinom" (engl. *cholangiocarcinoma*, CCA) dem Begriff "maligne biliäre Tumoren" (mBT; in Analogie zum englischen Begriff *biliary tract cancer*, BTC) als Oberbegriff für die Karzinome der intra- und extrahepatischen (perihiläre/Klatskin-Tumoren und distale) Gallengänge und der Gallenblase vorgezogen.

Ein herzliches Dankeschön möchten wir allen an diesem Buchprojekt beteiligten Autoren aussprechen, die zu diesem prägnanten und damit gelungenen Überblick über die Diagnostik und Therapieoptionen der malignen biliären Tumoren beigetragen haben.

Jörg Albert und Jörg Trojan *Stuttgart und Frankfurt, im März 2022*

Autoren

Prof. Dr. Jörg G. Albert
Chefarzt der Abteilung für Gastroenterologie, Hepatologie und Endokrinologie
Robert-Bosch-Krankenhaus
Auerbachstraße 110
70376 Stuttgart

Kap. 1., 2.1. bis 2.4., 4.2., 4.4., 5., 6.

Prof. Dr. Marc-H. Dahlke
Chefarzt der Abteilung für Allgemein- und Viszeralchirurgie
Robert-Bosch-Krankenhaus
Auerbachstraße 110
70376 Stuttgart

Kap. 4.1.

Dr. Anna-Katharina Klamt
Abteilung für Gastroenterologie, Hepatologie und Endokrinologie
Robert-Bosch-Krankenhaus
Auerbachstraße 110
70376 Stuttgart

Kap. 1., 5., 2.2., 2.3.

Prof. Dr. Thomas Longerich
Pathologisches Institut des Uniklinikums Heidelberg
Im Neuenheimer Feld 224
69120 Heidelberg

Kap. 3.

Priv.-Doz. Dr. Jan Peveling-Oberhag
Oberarzt der Abteilung für Gastroenterologie, Hepatologie und Endokrinologie
Robert-Bosch-Krankenhaus
Auerbachstraße 110
70376 Stuttgart

Kap. 2.5.

Prof. Dr. Jörg Trojan
Medizinische Klinik 1
Universitätsklinikum Frankfurt
Theodor Stern Kai 7
60329 Frankfurt

Kap. 4.3., 4.5.

Prof. Dr. Oliver Waidmann
Medizinische Klinik 1
Universitätsklinikum Frankfurt
Theodor Stern Kai 7
60329 Frankfurt
Kap. 4.3., 4.5.

Priv.-Doz. Dr. Dirk Walter
Medizinische Klinik 1
Universitätsklinikum Frankfurt
Theodor Stern Kai 7
60329 Frankfurt
Kap. 4.3., 4.5.

Dr. Laura Wiedemann
Abteilung Radiologie, Sonographie und Nuklearmedizin (ZDM1)
Robert-Bosch-Krankenhaus
Auerbachstraße 110
70376 Stuttgart
Kap. 2.5.

Dr. Alex Wielander
Abteilung für Allgemein- und Viszeralchirurgie
Robert-Bosch-Krankenhaus
Auerbachstraße 110
70376 Stuttgart
Kap. 4.1.

Inhaltsverzeichnis

Einleitung

1. Einleitung

Das Cholangiokarzinom (CCA) ist ein maligner Tumor der intra- oder extrahepatischen Gallenwege.

> Durch die im Erkrankungsverlauf oft späte Diagnosestellung können derzeit in weniger als einem Drittel der Fälle kurative Therapieoptionen angeboten werden. Somit entspricht die Inzidenz der Erkrankung nahezu der Mortalität mit einem 5-Jahres-Überleben von nur etwa 10-15 %. CCA treten selten vor dem 40. Lebensjahr auf. Männer erkranken etwas häufiger als Frauen.

1.1. Begriffsbestimmung

Das Cholangiokarzinom (CCA) gehört zu den gastrointestinalen Tumoren und beschreibt einen malignen Tumor der intra- oder extrahepatischen Gallenwege. Als "maligne biliäre Tumore" (mBT) werden hierbei die Karzinome der intra- und extrahepatischen Gallengänge und die der Gallenblase zusammengefasst. Im engeren Sinne unterscheidet man von einem Karzinom der Gallenwege aber die Tumore der Gallenblase und der duodenalen Papille.

Während intrahepatische CCA traditionell als primäre Lebertumore betrachtet wurden, werden heute Karzinome der Gallengänge in intra- und extrahepatisch lokalisierte CCA unterschieden und getrennt von den Leberkarzinomen betrachtet. Intrahepatische CCA können entweder von den kleinen intrahepatischen Gängen (peripheres CCA) oder von den größeren intrahepatischen Gallenwegen stammen, die proximal des Hilus hepatis liegen. Die extrahepatische Lage wird in eine perihiläre Manifestation, die man auch als "Klatskin-Tumor" bezeichnet, und eine distale extrahepatische Lokalisation unterteilt (☞ Abb. 1.1+1.2). Dabei zeigen etwa 10-20 % der Karzinome eine intrahepatische, ca. 50-60 % eine perihiläre und etwa 20-30 % eine distale Lage [1].

Eine übliche Beschreibung für die perihilären CCA ist die Einteilung nach Bismuth-Corlette, die sich aus der endoskopischen oder radiologischen Bildgebung ergibt und in therapeutische Entscheidungen mit einbezogen werden kann (☞ Abb. 1.1-1.3).

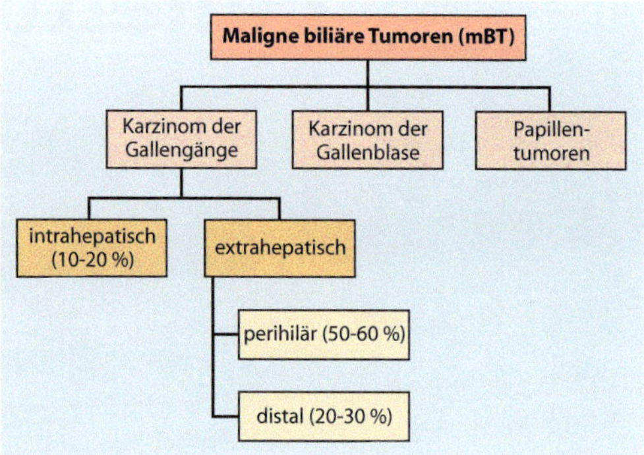

Abb. 1.1: Einteilung der malignen biliären Tumoren. Modif. nach [2].

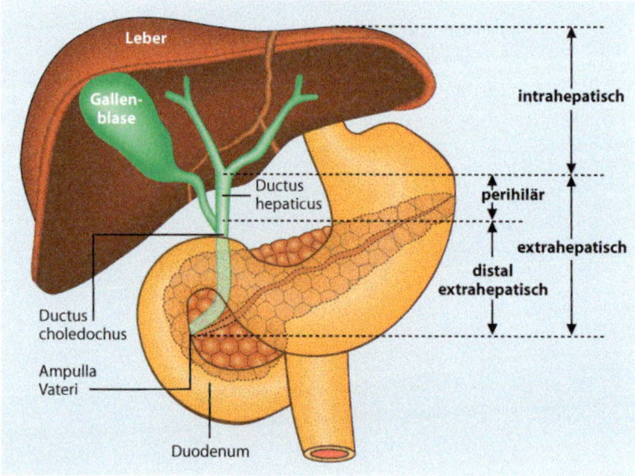

Abb. 1.2: Einteilung der malignen biliären Tumoren. Modif. nach [2].

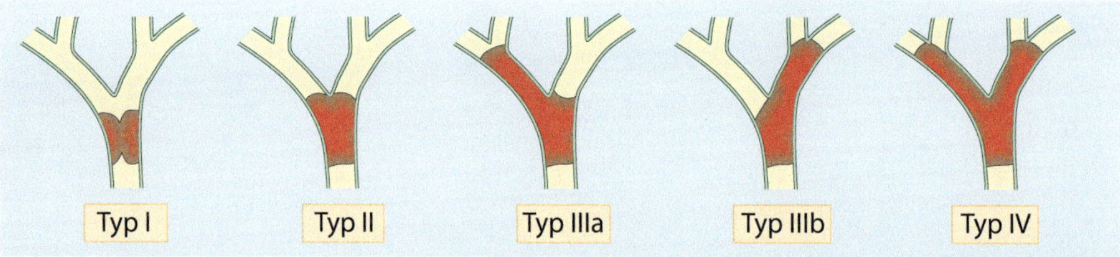

Abb. 1.3: Einteilung des Perihilären Cholangiokarzinoms ("Klatskin-Tumor") nach Bismuth-Corlette.

Die meisten CCA sind Adenokarzinome [2]. Die Entstehung folgt dabei wahrscheinlich der Adenom-Karzinom-Sequenz, bei der aus der normalen Schleimhaut ein Adenom entsteht, welches in Laufe der Zeit entartet und zum Karzinom heranwächst.

Insgesamt haben die Patienten mit einem CCA eine eingeschränkte Prognose, und eine kurative Therapie gelingt nur in einem kleinen Teil der Fälle. Sie sind nicht selten über einen längeren Zeitraum asymptomatisch und werden dementsprechend erst spät entdeckt.

Zum Zeitpunkt der Erstdiagnose befinden sie sich dann bereits in einem fortgeschrittenen Stadium, in dem eine palliative Therapie indiziert ist. Die relative 5-Jahres-Überlebensrate liegt in etwa bei 18 % bei Frauen und 21 % bei Männern [3]. Unabhängig von der Lokalisation unterscheidet sich die relative von der absoluten 5-Jahres-Überlebensrate bei Frauen und Männern nicht wesentlich. Bei malignen Tumoren der Leber und intrahepatischen Gallengänge lag die absolute 5-Jahres-Überlebensrate bei 10 % bzw. 12 %, die relative 5-Jahres-Überlebensrate der gleichen Tumoren lag bei 11 % bzw. 14 % (Frauen bzw. Männer). Dies weist darauf hin, dass das Überleben der Patienten ganz wesentlich von dem CCA bestimmt wird. Werden Frauen und Männer gemeinsam betrachtet, so lag die relative 5-Jahres-Überlebensrate bei 13 %. Die 5-Jahres-Überlebensrate war bei malignen Tumoren der extrahepatischen Gallengänge und der Gallenblase sowohl bei Frauen als auch bei Männern in relativer und absoluter Ansicht vergleichsweise besser [4] (☞ Tab. 1.1).

	Relative 5-Jahres-Überlebensrate	
	Frauen	Männer
Leber und intrahepatische Gallengänge	11 %	14 %
Nur intrahepatische Gallengänge	13 %	
Extrahepatische Gallengänge und Gallenblase	18 %	21 %

Tab. 1.1: Relative 5-Jahres-Überlebensrate (in %) bei Karzinomen des biliären Systems in Anlehnung an [3].

1.2. Epidemiologische Daten

Die Zahl der Neuerkrankungen von CCA der intrahepatischen Gallengänge hat bei Männern in den letzten Jahren um durchschnittlich 5,5 % pro Jahr zugenommen. Der Anstieg der Fallzahlen ist stärker als der von Erkrankungs- oder Sterberaten. Seit 1999 sinkt die alterstandardisierte Sterberate an mBT bei Frauen am ehesten aufgrund der seltener auftretenden Gallenblasenkarzinome, während bei Männern die Neuerkrankungsrate gleichbleibend ist und die alterstandardisierte Sterblichkeit seit 2009 wieder leicht steigt [5].

Das Cholangiokarzinom (CCA) ist mit 23 % nach dem hepatozellulären Karzinom (HCC, 65 %) der zweithäufigste Tumor, der sich in der Leber manifestiert. Mit einer Inzidenzrate zwischen 0,5 und 3,5 pro 100.000 Einwohner und mit ca. 1 % aller malignen Tumore gehört das CCA zu den seltenen Krebsarten in Europa, Australien und den USA. Auch Gallenblasenkarzinome sind in Westeuropa und den USA selten mit einer Inzidenz von 1,6-2/100.000 Einwohner. Gallenblasenkarzinome kommen bei Frauen etwa viermal häufiger als bei Männern vor [5-8], die CCA sind bei beiden Geschlechtern vergleichbar häufig.

Die Erkrankungszahlen sind in Ländern mit einer hohen Trematoden-Infektionsrate der Leber deutlich höher: In Nordostthailand erkranken beispielsweise 96 von 100.000 Männern und 38 von 100.000 Frauen an einem intrahepatischen CCA, während im Vergleich dazu in Australien die Inzidenz bei 0,2/100.000 für Männer und 0,1/100.000 für Frauen liegt [5]. Dies liegt u.a. am Vorkommen von *Opisthorchis viverrini*, einem Leberegel, in diesem Gebiet. Eine Infektion mit dieser Art von Trematode ist mit dem erhöhten Risiko eines CCA assoziiert [9]. Ebenso stehen Infektionen mit *Clonorchis sinensis* (Chinesischer Leberegel) im Zusammenhang mit CCA [10].

Mit zunehmendem Alter steigt das Risiko, an einem CCA zu erkranken. Das weltweite mittlere Erkrankungsalter liegt bei 50 Jahren, während es in Deutschland bei 70 Jahren liegt [2, 3].

Bei zunehmend älter werdender Bevölkerung ist eine steigende Inzidenzrate zu erwarten. Von 2014 bis 2040 wird aufgrund des demographischen Wandels eine Zunahme der Inzidenzzahlen von mehr als 30 % erwartet [2]. Dies dürfte auch im Zusammanhang mit den immer höheren Inzidenzzahlen der Lebenswandel bedingten Zunahme von Erkrankungen wie Adipositas und Diabetes mellitus stehen. Weitere Risikofaktoren können der Tab. 1.2 entnommen werden.

1.3. Risikofaktoren

Neben dem ansteigenden Alter scheint in Deutschland ein Risiko für die Entstehung eines CCA in einer ausgeprägten Adipositas, bei Diabetes mellitus, bei chronisch-entzündlichen Darmerkrankungen oder ethyltoxischer Lebererkrankung sowie im Nikotinkonsum zu bestehen.

Risikofaktoren für die Entwicklung eines CCA können aber auch eine HIV-Erkrankung und die chronische Virushepatitis C darstellen [11, 12]. Eine besondere Rolle kommt der **primär sklerosierenden Cholangitis (PSC)** zu, die ein **besonders hohes Risiko für die Entwicklung eines CCA** darstellt [13, 14].

Darüber hinaus werden folgende Risikofaktoren für die Entstehung eines malignen Tumor der Gallenwege vermutet [1, 11-14] (☞ auch Tab. 1.2):

- chronisch-entzündliche Erkrankungen der Gallenwege
- intrahepatische Cholelithiasis/Hepatikolithiasis
- Choledochuszystenerkrankung wie beispielsweise das Caroli-Syndrom (angeborene zystische Erweiterungen der Gallengänge in Kombination mit Leberfibrose)

Risikofaktor	Autor	Studie	Lokalisation des CCA	Risikoschätzung (95 % KI)
Leberegel				
O. viverrini, C. sinensis	Shin [19]	Meta-Analyse	CCA	4,7 (2,2-9,8)
Gallenwegserkrankung				
Primär sklerosierende Cholangitis (PSC)	Bergquist [20]	Fall-Kontroll	eCCA/iCCA	Lebenszeitrisiko: 7-14 %
Cholangiozysten	Welzel [21]	Fall-Kontroll	eCCA	47,1 (30,4-73,2)
	Welzel [21]	Fall-Kontroll	iCCA	36,9 (22,7-59,7)
Hepatikolithiasis	Lee [22]	Fall-Kontroll	eCCA	16,5 (1,9-146,3)
Choledocholithiasis	Donato [23]	Fall-Kontroll	iCCA	6,7 (1,3-33,4)
	Shaib [4]	Fall-Kontroll	iCCA	8,8 (4,9-16,0)
	Welzel [24]	Fall-Kontroll	iCCA	22,5 (16,9-30,0)
	Welzel [21]	Fall-Kontroll	eCCA	34,0 (26,6-43,6)
Lebererkrankung				
Hepatitis B	Palmer [25]	Meta-Analyse	iCCA	5,10 (2,91-8,95)
	Zhou [26]	Meta-Analyse	iCCA	3,17 (1,88-5,34)
	Welzel [12]	Fall-Kontroll	iCCA	3,07 (1,43-6,58)
Hepatitis C	Palmer [25]	Meta-Analyse	iCCA	4,84 (2,41-9,71)
	Zhou [27]	Meta-Analyse	iCCA	3,42 (1,96-5,99)
	Welzel [21]	Fall-Kontroll	iCCA	
Zirrhose	Palmer [25]	Meta-Analyse	iCCA	22,92 (18,24-26,79)
	Welzel [21]	Fall-Kontroll	iCCA	10 (6,1-16,4)
Andere Erkrankungen				
Diabetes mellitus Typ IIa	Palmer [25]	Meta-Analyse	iCCA	1,89 (1,74-2,07)
	Welzel [21]	Fall-Kontroll	iCCA	
Adipositas	Palmer [25]	Meta-Analyse	iCCA	1,56 (1,26-1,94)
	Welzel [12]	Fall-Kontroll	iCCA	1,71 (1,30-2,23)
Metabolisches Syndrom	Welzel [26]	Fall-Kontroll	iCCA	1,56 (5,08-12,75)
Alkohol	Palmer [25]	Meta-Analyse	iCCA	2,81 (1,52-5,21)

Tab. 1.2: Risikofaktoren für das Entstehen eines extrahepatischen (**eCCA**) oder intrahepatischen (**iCCA**) Cholangiokarzinoms (**CCA**) nach [18]. **KI**: Konfidenzintervall.

- genetische Erkrankungen wie HNPCC (Hereditäres kolorektales Karzinom ohne Polyposis, auch als Lynch-Syndrom bezeichnet), zystische Fibrose, BAP1-assoziierte Tumoren
- insbesondere Asien: parasitäre Leberegel

Beim Gallenblasenkarzinom wurden zusätzliche Risikofaktoren identifiziert wie etwa das Auftreten von Gallenblasenpolypen, eine chronische Cholezystitis mit Vorliegen einer Porzellangallenblase und möglicherweise eine Cholezystolithiasis [15].

Aufgrund des seltenen Vorkommens von CCA sind flächendeckende Vorsorgeuntersuchungen in Deutschland nicht indiziert. Es gibt jedoch einige Risikofaktoren, die regelmäßige Kontrollen zur Früherkennung indizieren:

- Bei bekannter PSC kann eine regelmäßige Bestimmung des Tumorfaktors CA 19-9 sowie eine halb- oder jährliche MRCP (Magnetresonanz-Cholangiopankreatographie)/MRT erwogen werden [13, 14]
- Bei Patienten mit bekannter Porzellangallenblase (Wandverhärtung und -verfärbung durch fibröse Bindegewebsfasern und Kalk bei chronischer Cholezystitis) und bei Patienten mit Caroli-Syndrom wird eine prophylaktische chirurgische Cholezystektomie empfohlen [14]
- Bei Patienten mit Gallenblasenpolypen mit einer Größe von 6-9 mm sollte sechs Monate nach Erstdiagnose sowie nach 18 Monaten eine sonographische Kontrolle erfolgen. Ist der Polyp größenkonstant und zeigt keinen Hinweis auf Malignität, sind keine weiteren sonographischen Kontrollen indiziert. Ergeben sich jedoch Malignitätszeichen wie ein invasives Wachstum oder eine Größenzunahme, sollte eine Cholezystektomie erfolgen
- Leidet ein Patient unter einer asymptomatischen Cholezystolithiasis und einer Porzellangallenblase, wird zu einer Cholezystektomie geraten. Hat ein Patient eine asymptomatische Cholezystolithiasis mit Steinen, welche größer als 3 cm sind, kann eine prophylaktische Cholezystektomie erwogen werden. Patienten, die sowohl eine Cholezystolithiasis als auch Gallenblasenpolypen >1 cm haben, sollten sich unabhängig von ihrer Symptomatik einer Cholezystektomie unterziehen [15].

1.4. Referenzen

1. Banales JM, Marin JJG, Lamarca A, Rodrigues PM, Khan SA, Roberts LR, Cardinale V, Carpino G, Andersen JB, Braconi C, Calvisi DF, Perugorria MJ, Fabris L, Boulter L, Macias RIR, Gaudio E, Alvaro D, Gradilone SA, Strazzabosco M, Marzioni M, Coulouarn C, Fouassier L, Raggi C, Invernizzi P, Mertens JC, Moncsek A, Rizvi S, Heimbach J, Koerkamp BG, Bruix J, Forner A, Bridgewater J, Valle JW, Gores GJ. Cholangiocarcinoma 2020: the next horizon in mechanisms and management. Nat Rev Gastroenterol Hepatol. 2020 Sep;17(9):557-588.

2. Krebs in Deutschland für 2015/2016. 12. Ausgabe. Robert Koch-Institut (Hrsg) und die Gesellschaft der epidemiologischen Krebsregister in Deutschland e.V. (Hrsg). Berlin, 2019, ISBN 978-3-89606-298-7.

3. Sinn M, Arnold D, Borner M, Caca K, Götze TO, Ricke J, Seehofer D, Stein A, Vogel A, Wege H, Weichert W, Winder T. Maligne biliäre Tumoren, Karzinome der Gallengänge und Gallenblase. DGHO Deutsche Gesellschaft für Hämatologie und Medizinische Onkologie e.V, 2019, https://www.onkopedia.com/de/onkopedia/guidelines/maligne-biliaere-tumoren/@@guideline/html/index.html (Zugriff am 13.01.2021).

4. Shaib YH, El-Serag HB, Davila JA, Morgan R, Mc Glynn KA: Risk factors of intrahepatic cholangiocarcinoma in the United States: a case-control study. Gastroenterology 2005;128:620-6. CrossRef MEDLINE

5. Krebs in Deutschland für 2015/2016. 12. Ausgabe. Robert Koch-Institut (Hrsg.) und Gesellschaft der epidemiologischen Krebsregister in Deutschland e.V. (Hrsg). Berlin, 2019, ISBN 978-3-89606-298-7.

6. Shaib Y, El-Serag HB. The epidemiology of cholangiocarcinoma. Review Semin Liver Dis 2004;24(2):115-25.

7. Rizvi S, Gores GJ. Pathogenesis, diagnosis, and management of cholangiocarcinoma. Gastroenterology 2013; 145(6):1215-29.

8. Lazcano-Ponce EC, Miquel JF, Muñoz N, Herrero R, Ferrecio C, Wistuba II, Alonso de Ruiz P, Aristi Urista G, Nervi F. Epidemiology and molecular pathology of gallbladder cancer. CA Cancer J Clin 2001;51(6):349-64.

9. Srivatanakul P, Parkin DM, Jiang YZ, Khlat M, Kao-Ian UT, Sontipong S, Wild C. The role of infection by Opisthorchis viverrini, hepatitis B virus, and aflatoxin exposure in the etiology of liver cancer in Thailand. A correlation study. Cancer 1991;68(11):2411-7.

10. Choi BI, Han JK, Hong ST, Lee KH. Clonorchiasis and cholangiocarcinoma: etiologic relationship and imaging diagnosis. Clin Microbiol Rev 2004;17(3):540-52, table of contents.

11. Ye XH, Huai JP, Ding J, Chen YP, Sun XC: Smoking, alcohol consumption, and the risk of extrahepatic cho-

langiocarcinoma: A meta-analysis. World J Gastroenterol 2013; 19: 8780-8.

12. Welzel TM, Graubard BI, Zeuzem S, El-Serag HB, Davila JA, McGlynn KA. Metabolic syndrome increases the risk of primary liver cancer in the United States: a population-based case-control study. Hepatology 2011; 54 (2):463-471.

13. Razumilava N, Gores GJ, Lindor KD. Cancer surveillance in patients with primary sclerosing cholangitis. Hepatology 2011;54(5):1842-52.

14. Charatcharoenwitthaya P, Enders FB, Halling KC, Lindor KD. Utility of serum tumor markers, imaging, and biliary cytology for detecting cholangiocarcinoma in primary sclerosing cholangitis. Hepatology 2008;48(4): 1106-17.

15. Andrén-Sandberg A. Diagnosis and management of gallbladder polyps. N Am J Med Sci 2012;4(5):203-11.

16. Cariati A, Piromalli E, Cetta F. Gallbladder cancers: associated conditions, histological types, prognosis, and prevention. Eur J Gastroenterol Hepatol 2014;26(5): 562-9.

17. Yamada A, Komaki Y, Komaki F, Micic D, Zullow S, Sakuraba A. Risk of gastrointestinal cancers in patients with cystic fibrosis: a systematic review and meta-analysis. Lancet Oncol 2018;19(6):758-767.

18. Albert JG, Waidmann O, Welzel TM. Das Gallengangskarzinom: Von neuen Erkenntnissen der Epidemiologie zur Früherkennung. Dtsch Med Wochenschr 2015;140(19):1431-4.

19. Shin HR, Oh JK, Masuyer E, Curado MP, Bouvard V, Fang YY, Wiangnon S, Sripa B, Hong ST. Epidemiology of cholangiocarcinoma: an update focusing on risk factors. Cancer Sci 2010;101:579-85.

20. Bergquist A, Ekbom A, Olsson R et al. Hepatic and extrahepatic malignancies in primary sclerosing cholangitis. J Hepatol 2002;36:321-7.

21. Welzel TM, Graubard BI, El-Serag HB et al. Risk factors for intrahepatic and extrahepatic cholangiocarcinoma in the United States: a population-based case-control study. Clin Gastroenterol Hepatol 2007;5:1221-8.

22. Lee BS, Cha BH, Park E, Roh J. Risk factors for perihilar cholangiocarcinoma: a hospital-based case-control study. Liver Int 2015;35:1048-53.

23. Donato F, Gelatti U, Tagger A et al. Intrahepatic cholangiocarcinoma and hepatitis C and B virus infection, alcohol intake, and hepatolithiasis: a case-control study in Italy. Cancer Causes Control 2001;12:959-64.

24. Welzel TM, Mellemkjaer L, Gloria G et al. Risk factors for intrahepatic cholangiocarcinoma in a low-risk population: a nationwide case-control study. Int J Cancer 2007;120:638-41.

25. Palmer WC, Patel T. Are common factors involved in the pathogenesis of primary liver cancers? A meta-analysis of risk factors for intrahepatic cholangiocarcinoma. J Hepatol 2012;57:69-76.

26. Flemming JA, Zhang-Salomons J, Nanji S, Booth CM. Increased incidence but improved median overall survival for biliary tract cancers diagnosed in Ontario from 1994 through 2012: A population-based study. Cancer. 2016 Aug 15;122(16):2534-43.

27. Zhou Y, Zhao Y, Li B et al. Hepatitis viruses infection and risk of intrahepatic cholangiocarcinoma: evidence from a meta-analysis. BMC Cancer 2012;12:289.

Klinisches Bild, Diagnostik und Differentialdiagnostik

2. Klinisches Bild, Diagnostik und Differentialdiagnostik

2.1. Klinisches Bild

Sowohl bei einer intra- als auch extra-hepatischen Lage des Tumors fehlen häufig die Frühsymptome, weshalb die Tumoren oft erst spät entdeckt werden. Die Cholangiokarzinome (CCA) können klinisch durch einen Gallenwegsverschluss auffällig werden. Bei einem extrahepatischen Tumor kommt es dabei meist zu einer Störung des Gallenabflusses, wodurch ein **schmerzloser Ikterus** entsteht. Mit diesem sind ein gelbes Hautkolorit, entfärbter Stuhl und dunkel gefärbter Urin einhergehend. Ebenso kann ein Pruritus am ganzen Körper auftreten.

Somit können die extrahepatischen oder perihilären CCA typischerweise mit folgenden Symptomen einhergehen:

- Ikterus, Cholangitis
- Erbrechen, Übelkeit, Inappetenz
- Oberbauchschmerzen, etwa rechtsseitig
- Tastbare Raumforderung im rechten Oberbauch (Courvoisier'sches Zeichen, d.h. prallelastisch gefüllte Gallenblase in Kombination mit einem [inspektorisch] erkennbaren Ikterus)

Insbesondere intrahepatische CCA können lange symptomlos bleiben. Sie machen meist erst durch lokale Symptome sowie durch Metastasen verursachte Komplikationen auf sich aufmerksam. Häufig werden die Patienten daher vorstellig mit unspezifischen Schmerzen im Oberbauch oder mit einer B-Symptomatik wie ungewolltem Gewichtsverlust. Eine Cholangitis tritt als klinisches Erscheinungsbild eher selten auf und manifestiert sich mit Fieber und Schüttelfrost [1].

So treten weitere Symptome häufig erst bei lokal fortgeschrittenen Tumoren und/oder metastasierten Karzinomen auf:

- Gewichtsverlust, Asthenie, Fatigue
- Aszites, Peritonealkarzinose

In Analogie zum englischen Begriff *biliary tract cancer* (BTC) als Oberbegriff für die Karzinome der intra- und extrahepatischen (perihiläre/Klatskin-Tumoren und distale CCA) Gallengänge und der Gallenblase wird heute auch im deutschsprachigen Bereich zunehmend der Begriff "maligne biliäre Tumoren" (mBT) verwendet. Die Nomenklatur ist vielfach uneinheitlich. So wird der veraltete Begriff "cholangiozelluläres Karzinom" oder der Begriff "Cholangiokarzinom" teilweise als Überbegriff für alle mBT, von vielen Autoren aber nur für die Karzinome der Gallengänge bzw. die intrahepatischen mBT verwendet. Der Begriff des "cholangiozellulären Karzinoms" ist zu vermeiden, da der rein cholangiozelluläre Ursprung dieser Tumoren nicht ausreichend belegt ist [2].

In der internationalen Nomenklatur werden mBT auch als Cholangiokarzinome (*cholangiocarcinoma*, CCA) zusammengefasst und in der Folge so auch hier verwendet (vgl. Abb. 1.1).

Klatskin-Tumor

Klatskin-Tumore bilden eine Sonderform der CCA. Sie beschreiben eine Tumorlokalisation im Bereich der Hepatikusgabel und werden nach Bismuth-Corlette in die Typen I-IV eingeteilt (☞ Abb. 1.3):

- *Typ I*: Tumor proximal des D. hepaticus communis, keine Infiltration der Hepatikusgabel
- *Typ II*: Tumor proximal des D. hepaticus communis, Infiltration der Hepatikusgabel
- *Typ IIIa*: Tumor befällt Hepatikusgabel und D. hepaticus dexter
- *Typ IIIb*: Tumorbefall befällt Hepatikusgabel und D. hepaticus sinister
- *Typ IV*: Multilokulärer Tumorbefall, Infiltration der Hepatikusgabel und der intrahepatischen Gallenwege

TNM-Klassifikation

CCA werden nach der TNM-Klassifikation eingeteilt. Diese beschreibt die Ausdehnung und Ausbreitung des Tumors. Das **T** steht für den **Tumor** und dessen Ausdehnung selbst, während das **N** für befallene **Lymphknoten** und das **M** für **Fernmetastasen** steht (☞ Tab. 2.1). Das **G** gibt den **Grad der Differenzierung** an. Die UICC-Einteilung übersetzt die TNM-Klassifikation in Stadien, die eine

	Intrahepatische CCA	Extrahepatische CCA	
		perihilär (Klatskin-Tumor)	distal
Tx	Primärtumor nicht nachweisbar/beurteilbar		
T0	Kein Anhalt für Primärtumor		
	Carcinoma in situ		
T1a	solitärer Tumor, keine Gefäßinvasion, ≤5 cm	Tumor auf Gallengang beschränkt, Ausdehnung bis muskuläre/fibröse Schicht	Infiltration der Gallengangswand bis max. 5 mm
T1b	solitärer Tumor >5 cm, keine Gefäßinvasion	-	-
T2	solitärer Tumor mit intrahepatischer Gefäßinvasion oder multiple Tumoren mit/ohne Gefäßinvasion	-	Infiltration der Gallengangswand von min. 5 mm bis max. 12 mm
T2a	-	Infiltration über Gallengangswand hinaus ins benachbarte Weichgewebe	-
T2b	-	Infiltration des Leberparenchyms	-
T3	Tumor(en) perforiert viscerales Peritoneum	Infiltration V. portae oder A. hepatica (unilat. Äste)	Infiltration der Gallengangswand über 12 mm
T4	Tumor mit direkter Invasion extrahepatischer Strukturen	Infiltration Hauptast der V. portae *oder* bilateral Äste oder A. hepatica communis oder Äste 2. Ordnung bilateral *oder* unilateral Äste 2. Ordnung des Gallengangs mit Infiltration kontralateraler Äste der V. portae oder A. hepatica	Infiltration Tr. coeliacus oder A. mesenterica superior und/oder A. hepatica communis
Nx	Regionäre Lymphknoten nicht beurteilbar		
N0	Regionale Lymphknoten tumorfrei		
N1	Regionale Lymphknotenmetastasen	Metastasen in 1-3 regionalen Lymphknoten	
N2	-	Metastasen in 4 oder mehr regionalen Lymphknoten	
M0	Keine Fernmetastasen		
M1	Fernmetastasen vorhanden		

Tab. 2.1: TNM-Klassifikation. **CCA**: Karzinom der Gallengänge, **T**: Ausbreitung des Primärtumors, **N**: befallene Lymphknoten, **M**: Aussagen zu Fernmetastasen. In Anlehnung an Wittekind [3].

Stadium		Intrahepatische CCA			Extrahepatische CCA					
					perihilär			distal		
0		Tis	N0	M0	Tis	N0	M0	Tis	N0	M0
I		T1	N0	M0	T1	N0	M0	T1	N0	M0
	IA	T1a	N0	M0						
	IB	T1b	N0	M0						
II		T2	N0	M0	T2a T2b	N0 N0	M0 M0			
	IIA							T1 T2	N1 N0	M0 M0
	IIB							T2 T3	N1 N0/1	M0 M0
III	IIIA	T3	N0	M0	T3	N0	M0	T1-3	N2	M0
	IIIB	T4 jedes T	N0 N1	M0 M0	T4	N0	M0	T4	jedes N	M0
	IIIC				jedes T	N1	M0			
IV	jedes T	jedes N	M1					jedes T	jedes N	M1
	IVA				jedes T	N2	M1			
	IVB				jedes T	jedes N	M1			

Tab. 2.2: Übertragung der TNM-Klassifikation in das UICC-Stadium. **CCA**: Karzinom der Gallengänge, **T**: Ausbreitung des Primärtumors, **Tis**: Tumor in situ, **N**: befallene Lymphknoten, **M**: Aussagen zu Fernmetastasen. In Anlehnung an Wittekind [3].

Aussage über Therapiemöglichkeiten und Prognose ermöglichen sollen (☞ Tab. 2.2).

2.2. Diagnostik

Neben einer ausführlichen Anamnese und körperlichen Untersuchung sind die laborchemische Diagnostik, die Schnittbildgebung (Sonographie, Computertomographie, MRT) sowie die Endoskopie mit den Optionen einer Duktographie, Biopsieentnahme und Cholangioskopie wegweisend.

Übersicht ☞ Tab. 2.3

2.2.1. Labor

Steht die Verdachtsdiagnose eines CCA im Raum, sollte eine laborchemische Blutabnahme neben einem kleinen Blutbild und der Gerinnungsaaanalytik mindestens folgende Werte enthalten:

- Elektrolyte
- Transaminasen
- Kreatinin
- Cholestasewerte (γ-GT, AP, Bilirubin) und
- Albumin

Eine Urindiagnostik kann mit dem Nachweis von Urobilinogen im Urin auf eine Gallenwegsobstruktion hinweisen. Normalerweise ist Urobilinogen im Urin nicht nachweisbar. Laborchemisch weisen ein erhöhtes Bilirubin, erhöhte Transaminasen, eine erhöhte γ-GT und alkalische Phosphatase auf eine Cholestase hin. Bei länger bestehender obstruktiver Cholestase können die Lebersynthese beeinträchtigt bzw. durch Störung des enterohepatischen Kreislaufes die Vitamin K-Resorption beeinträchtigt sein, weswegen die Gerinnungswerte ebenfalls mitbestimmt werden sollten. Typischerweise führt bei einer obstruktiven Cholestase ohne Leberparenchymschaden eine Vitamin K-Gabe rasch zu einer Normalisierung der *International Normalized Ratio* (INR). Eine Bestimmung des Tumormarkers CA 19-9 ist nicht für eine maligne Gallenwegsobstruktion spezifisch, da dieser auch bei anderen benignen und malignen Erkrankungen erhöht sein kann.

2.2.2. Bildgebende Diagnostik

Sonographie

Die Sonographie kann in erfahrenen Händen und bei guten Untersuchungsbedingungen eine sehr weitreichende Einschätzung der Lokalisation einer Gallenwegsobstruktion durch indirekte (Gallenwegserweiterung intrahepatisch mit sogenanntem "Doppelflinten-Phänomen", d.h. der Darstellung erweiterter intrahepatischer Gallenwege neben den Portalgefäßen und ggf. zusätzliche hiläre oder extrahepatische Gallenwegserweiterung) und direkte Zeichen (Darstellung des CCA als Tumormasse) erbringen. Zudem können Lebermetastasen oder Hinweise auf eine Peritonalkarzinose wie Aszites gefunden werden.

Computertomographie

Die Computertomographie dient vorzüglich der Ausbreitungsdiagnostik in der Detektion oder dem Ausschluss von hepatischen, ossären oder pulmonalen Metastasen oder dem Aufzeigen von Lymphknotenmetastasen.

> Allgemein gesprochen ist bei den intrahepatischen CCA eine zunehmende Kontrastmittel-Aufnahme typisch. Dies unterscheidet sich vom Hepatozellulären Karzinom (HCC), für das eine frühe arterielle Kontrastmittelaufnahme und ein sogenannter "*wash-out*" in der venösen Kontrastmittel-Phase typisch sind.

Die Sonographie wie auch die CT können gut zur histologischen Sicherung mittels perkutaner Biopsieentnahme – insbesondere bei allen palliativen Therapiekonstellationen – herangezogen werden.

2.2.3. Endoskopische Diagnostik und Magnetresonanztomographie

Das Zusammenspiel aus Magnetresonanztomographie (MRT) und Endoskopie kann derzeit die lokale Diagnostik vor einer invasiven Operation ermöglichen. Die Endoskopisch-retrograde Cholangiopankreatographie (ERCP) ist jedoch nicht der Standard zu Diagnostik des CCA. Die Magnetresonanz-Cholangiopankreatographie (MRCP) zusammen mit der Beurteilung der extra-duktalen Tumorausbreitung mittels MRT ist der diagnostischen ERCP gleichwertig bzw. überlegen. Da die ERCP mit einer erhöhten Morbidität einhergeht als die MRT/MRCP, ist letztere primär einzusetzen. Bei unklarer Schnittbildgebung und zur Gewinnung einer Biopsie kann die ERCP allerdings sehr hilfreich sein. Die Indikation zur ERCP stellt sich damit bei Symptomatik mit laborchemischen und bildgebenden Hinweisen auf die obstruktive Cholestase. Bei asymptomatischen Patienten ohne Hinweise auf eine "biliodynamische" Relevanz der Cholestase, d.h. erhöhten Laborparametern, ist eine diagnostische ERCP normalerweise nicht indiziert, da die Risiken die Vorteile eines diagnostischen Zugewinns in der Regel nur sehr selten rechtfertigen.

Andererseits ist die ERCP klar indiziert zur therapeutischen Intervention in palliativer Indikation oder bei differenzierter präoperativer Festlegung der Ausdehnung perihilärer CCA und zur histologischen Sicherung. Meistens wird im spezialisierten Zentrum hierbei auch eine Cholangioskopie durchgeführt, um die exakte anatomische Zuordnung zu ermöglichen und möglicherweise zusätzliche makroskopische Einschätzung der Dignität der Stenosen und zur gezielten, endoskopisch kontrollierten Biopsieentnahme.

Beim inoperablen CCA ist eine histologische Sicherung vor medikamentöser Therapieeinleitung obligat.

Ausführlichere Darstellungen und Beispiele zu den bildgebenden Verfahren finden sich in den nachfolgenden Kapiteln 2.4. (Endoskopische Diagnostik und Cholangioskopie) und 2.5. (Bildgebung).

2.2.4. Resektabilität

> Die chirurgische Resektabilität des CCA bestimmt sich daraus, dass
> - der Tumor lokal begrenzt sein muss
> - keine Fernmetastasen aufweist und
> - nach der Resektion eine ausreichende Leber-/Gallenrestfunktion bestehen bleibt

Zur präoperativen Einschätzung sind daher sowohl die Orientierung des Tumors zu den großen Lebergefäßen (arterielle Äste der A. hepatica, Pfortader, Lebervenen) als auch das Resektionsausmaß zu beachten. Hierfür kann die Schnittbildgebung wie CT oder MRT herangezogen werden. Beim periduktalen CCA kann die Cholangioskopie besonders hilfreich sein, um die anatomische Gegebenheit und das Invasionsausmaß der Gallenwege festzustellen.

Bei potenziell resektablem CCA sollte die Funktion der Leber geprüft werden. Hier können über die Standard-Laborparameter hinaus ggf. auch Verfahren wie Volumetrie, Limax®-Test und Elastographie für die Operationsplanung hilfreich sein.

2.3. Differentialdiagnosen

Die Manifestation des intrahepatischen Cholangiokarzinoms (iCCA) als intrahepatische Raumforderung resultiert in den Differentialdiagnosen der Leberraumforderung, also des **Hepatozellulären Karzinoms** (HCC) als lebereigener Tumor und den **Lebermetastasen**, bei denen primär ein Ursprungsort im Gastrointestinaltrakt besteht. Insofern ist die Durchführung einer Ösophago-Gastro-Duodenoskopie (ÖGD) und Koloskopie

Untersuchungsmethode	Details und Bedeutung
Körperliche Untersuchung	
Labor	• Blutbild, Leber- und Nierenfunktionsparameter, Gerinnung, TSH • ggf. Tumormarker: CA 19-9, CEA • ggf. IgG4 zur Differentialdiagnose einer autoimmunen Cholangitis
Sonographie des Abdomens, perkutan	• Methode der ersten Wahl • Feststellung der Gallenwegsobstruktion • Suche nach Lebermetatasen, Aszites
CT Thorax, Abdomen mit Kontrastmittel	• Erhebung intra-/extrahepatischer Tumormanifestationen • vor geplanter Resektion zu Gefäßdarstellung (insbesondere beim iCCA)
MRT Abdomen (ggf. plus leberspezifisches Kontrastmittel) mit MRCP	• Methode der ersten Wahl zur Darstellung der Gallenwege sowie zur Erfassung der Tumorausbreitung • MRCP bei V.a. Klatskin-Tumoren (perihilären Tumoren) während der Evaluierung einer chirurgischen Therapie und vor Durchführung einer ERCP
Endoskopische retrograde Cholangio-(pankreato-) graphie (ERCP) + Bürstenzytologie/intraduktale Biopsie	• ggf. diagnostisch zur Klärung des Ausbreitungsmusters und ggf. zur zytologischen Sicherung • therapeutisch bei Cholestase/Cholangitis • bei nicht fernmetastasierten Fällen ohne Cholangitis erst nach Rücksprache mit einem hepatobiliären Chirurgen
Cholangioskopie	• in ausgewählten Fällen zur diagnostischen/histologischen Sicherung und/ oder duktalen Ausbreitungsdiagnostik
Endoskopischer Ultraschall (EUS) ± Feinnadelpunktion	• Feindiagnostik periampulär und extrahepatisches Gangsystem • Fakultativ zur Bestimmung des Lymphknotenstatus • ggf. zur Histologiegewinnung gut geeignet
Laparoskopie mit Histologie/Zytologie	• fakultativ zur Therapieplanung bei resektabler Erkrankung und bei V.a. Peritonealkarzinose • fakultativ zur Beurteilung der Leber (insbesondere bei intrahepatischem mBT oder PSC)
PET-CT	• in Einzelfällen zur Diagnosesicherung und Staging
Leberfunktionstests, Limax®-Test, Elastographie (Fibroscan®)	• fakultativ zur Abklärung der Leberfunktion bzw. einer Leberfibrose/ -zirrhose gemeinsam mit Lebersyntheseparametern
Gastroskopie/Koloskopie	• bei iCCA zum Ausschluss der Differentialdiagnose "Lebermetastase bei gastrointestinalem Primarius"
Volumetrie der Leber	• zur Abschätzung der Restleber nach Resektion

Tab. 2.3: Diagnostische Optionen beim Cholangiokarzinom nach Sinn [2]. **CA 19-9**: Carbohydrate-Antigen 19-9, **CEA**: Carcinoembryonales Antigen, **iCCA**: intrahepatisches Cholangiokarzinom, **MRCP**: Magnetresonanz-Cholangiopankreatographie, **PET-CT**: Positronen-Emissions-Tomographie mit CT, **mBT**: maligne biliäre Tumoren, **PSC**: primär sklerosierende Cholangitis.

Ätiologie	Beispiel
Gallenwegs-obstruktion	• Chronische Pankreatitis • Retroperitoneale Fibrose
Infektionen	• Parasiten • Cytomegalovirus (CMV)-Infektion • HIV-Cholangiopathie
Immunologische Ursachen	• Autoimmune Pankreatitis (z.B. IgG 4-Komplexerkrankung) • Autoimmune Cholangitis (z.B. IgG 4-Komplexerkrankung) • Eosinophile Cholangitis • Mastzellen-Cholangiopathie • Sicca-Komplexerkrankung
Ischämisch	• Nach Lebertransplantation (*ischemic type biliary lesions*, ITBL) • Transarterielle Chemoembolisation (TACE) • Strahlenschaden • Vaskuläre Erkrankungen
Ischämieartig	• Cholangiopathie des kritisch kranken Patienten (SSC-CIP) bei Langzeitbeatmung • Lebertrauma
Andere	• Medikamentös-toxische Cholangitis(?)

Tab. 2.4: Differentialdiagnosen des Cholangiokarzinoms bzw. der Gallenwegsstenose.

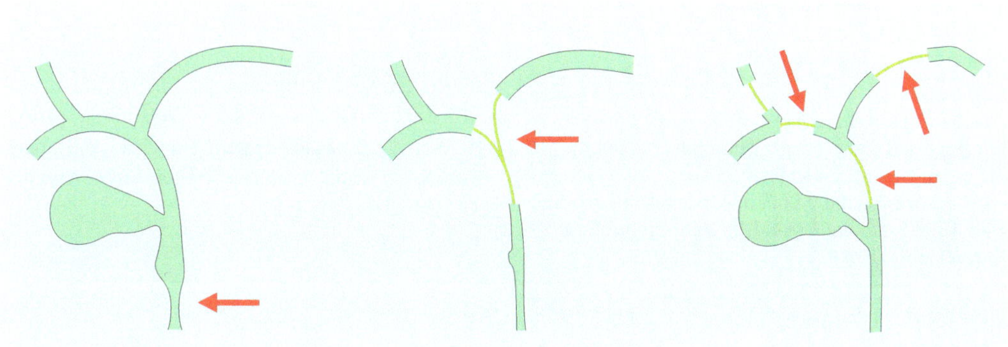

Abb. 2.1: Typen einer IgG4-assoziierten Cholangitis in der schematischen Gallengangsdarstellung. Differentialdiagnostische Hinweise ☞ Tab. 2.5.

	Lokalisation der Striktur		
	Distal common bile duct	Gallenwegshilus	Diffus intra- und extrahepatisch
Differentialdiagnosen	• Extrahepatisches CCA • Chronische Pankreatitis • Papillentumor • Pankreaskarzinom • Postoperative Striktur	• Perihiläres CCA • Postoperative Striktur • Weniger typisch: Sklerosierende Cholangitis (PSC oder SSC)	• Primär sklerosierende Cholangitis (PSC) • Sekundär sklerosierende Cholangitis (SSC) • Post-transplant-Gallenwegsstriktur

Tab. 2.5: Differentialdiagnosen von Gallenwegsstrikturen.

zum Ausschluss eines Primarius in diesen Fällen indiziert (vgl. Tab. 2.3).

Die Differentialdiagnosen des eCCA einschließlich der perihilären CCA umfassen alle Arten der benignen und malignen Gallenwegsstenosen. Sie sind daher mannigfaltig, und die Abklärung kann komplex sein (vgl. Tab. 2.4).

IgG4-assoziierte Cholangitis

Die IgG4-assoziierte Cholangitis repräsentiert die hepatobiliäre Manifestation der IgG4-assoziierten Erkrankung, einer autoimmunvermittelten entzündlich-fibrosierenden Systemerkrankung, die mit meist erhöhtem IgG4-Serumspiegel sowie typischen histopathologischen Veränderungen in den betroffenen Organen einhergeht. Sie manifestiert sich uni- oder multifokal und zeigt in diesen Befallsmustern ggf. erkennbare Unterschiede zu einer malignen Erkrankung wie dem CCA (Typ 2 und 3; vgl. Tab. 2.5), kann aber auch verwechselbar ähnliche Manifestationsmuster zeigen (Typ 1 und Typ 2; vgl. Abb. 2.1).

Literatur

1. Kolligs FT, Zech CJ, Schönberg SO. Interdisziplinäre Diagnostik und Therapie von Gallengangskarzinomen. Z Gastroenterol 2008;46:58-68.

2. Sinn M, Arnold D, Borner M, Caca K, Götze TO, Ricke J, Seehofer D, Stein A, Vogel A, Wege H, Weichert W, Winder T. Maligne biliäre Tumoren, Karzinome der Gallengänge und Gallenblase. DGHO 2019, https://www.onkopedia.com/de/onkopedia/guidelines/maligne-biliaere-tumoren/@@guideline/html/index.html (Zugriff am 13.01.2021)

3. Wittekind C. TNM Klassifikation maligner Tumoren. Wiley-VCH, 8. Auflage, ISBN: 978-3-527-34280-8, Weinheim, 2017.

2.4. Endoskopische Diagnostik und Cholangioskopie

> Die Gallenwege sind für die Endoskopie erschwert zugänglich. Wegen ihres geringen Durchmessers und der abgewinkelten Konfiguration der Mündung im Duodenum ist der transpapilläre Zugang aufwändig und erfordert besondere Techniken. Daher werden auch heute noch als Standard radiographische Methoden eingesetzt.

Die Endoskopisch-retrograde Cholangiographie (ERC) nutzt ein Duodenoskop mit einer Optik, die nach medial gerichtet die Papille ins Bild fasst (☞ Abb. 2.2a) und als Vehikel für Katheter dient. Mit diesen kann die Kontrastmittel-gestützte Darstellung des Gangsystems erreicht werden (☞ Abb. 2.2b). Auf diesem Weg werden auch Drainagen, Stents und Katheter oder Zangen zur Gewinnung von Gewebe zur histologischen Untersuchung gewonnen [1].

Auch wenn mit dieser Technik eine hohe Standardisierung und eine gute Aussagekraft gelingt, kann gerade in der Abklärung von frühen Neoplasien der Gallenwege die direkte optische Darstellung der Gallenwege hilfreich sein, was mittels unterschiedlicher Cholangioskopie-Techniken gelingt (☞ Abb. 2.2c). Hiermit wird eine direkte Biopsieentnahme unter endoskopischer Sicht möglich (☞ Abb. 2.2d) [1, 4, 5].

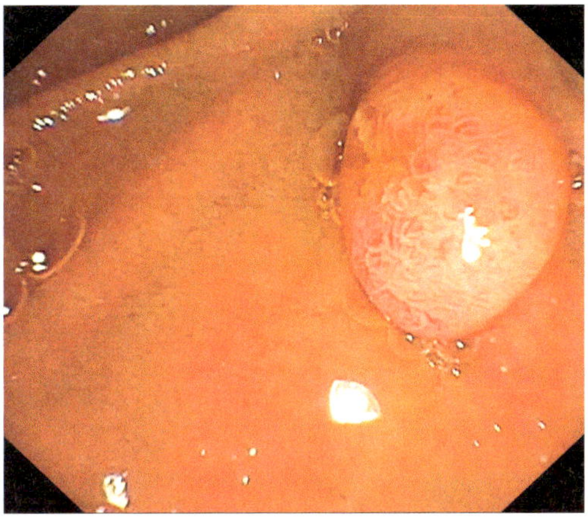

a

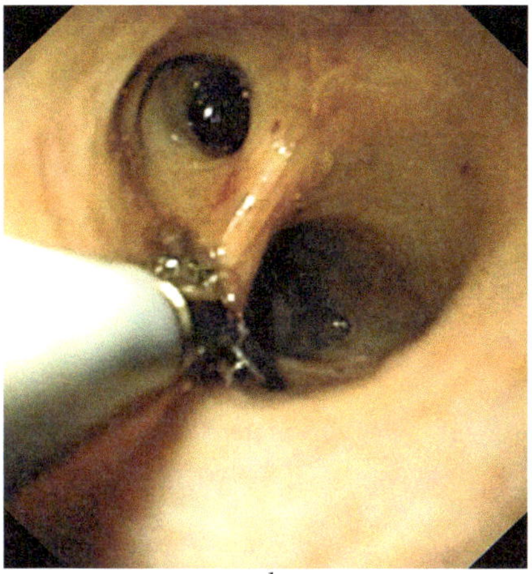

d

Abb. 2.2a-d: **a**: Blick auf die Papilla Vateri mit einem Duodenoskop. **b**: Darstellung des Gallenwegssystems im Rahmen einer ERCP: Kontrastmittel wird in das Gangsystem eingebracht. Es zeigen sich Unregelmäßigkeiten der intrahepatischen Gallenwege bei einer sklerosierenden Cholangitis. **c**: Cholangioskopischer Blick auf den Hilus hepatis mit Nachweis von Adenomen. **d**: Biopsieentnahme mit einer Zange aus den Neoplasien im Bereich des Hilus hepatis.

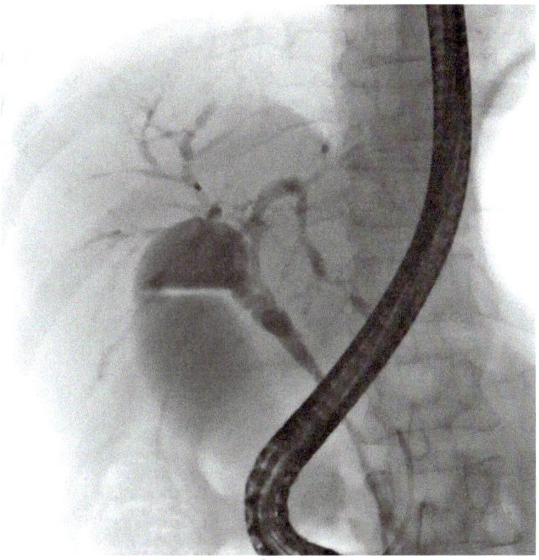

b

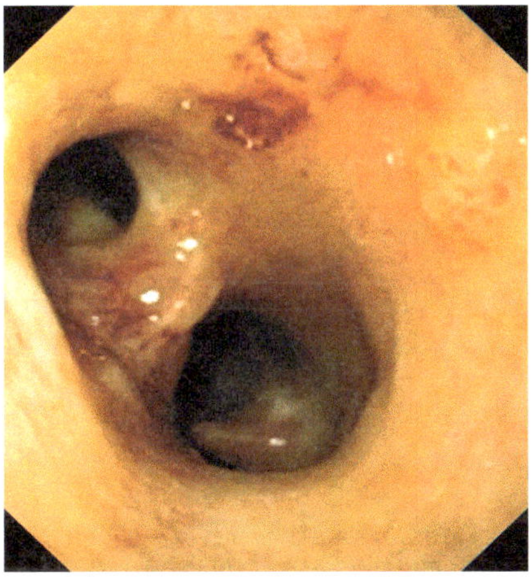

c

Die Durchführung einer Cholangioskopie kann je nach Zugang antegrad oder retrograd, d.h. perkutan oder transpapillär erfolgen. Für eine antegrade Darstellung der Gallenwege muss zuvor eine perkutane Fistel etabliert werden, durch die das Endoskop drahtgeführt eingebracht werden kann. Hierfür sind meist mehrere Sitzungen notwendig, in denen mittels Seldingertechnik der Zugangsweg nach und nach dilatiert wird. Je nach Durchmesser des Endoskops muss dieser perkutane Zugang beschaffen sein (☞ Abb. 2.3a+b).

Autor	Jahr	n (gesamt)	n (Malignität)	Sensitivität der Probenentnahme in der Cholangio**graphie**	Sensitivität der Probenentnahme in der Cholangio**skopie**
Sugiyama	1996	43	31	81 %	-
Rösch	2004	50	28	36 %	-
Chen	2007	20	10	-	71 %
Weber	2008	58	58	53 %	-
Chen	2011	95	45	-	49 %
Hartman	2012	89	44	76 %	57 %
Draganov	2012	26	17	29 %	77 %
Nishikawa	2013	33	21	-	38 %
Walter [2]	2016	106	47	46 %	58 %

Tab. 2.6: Sensitivität der transpapillären Probenentnahme in der Cholangiographie-gesteuerten Probenentnahme vs. der Cholangioskopie-gesteuerten Probenentnahme.

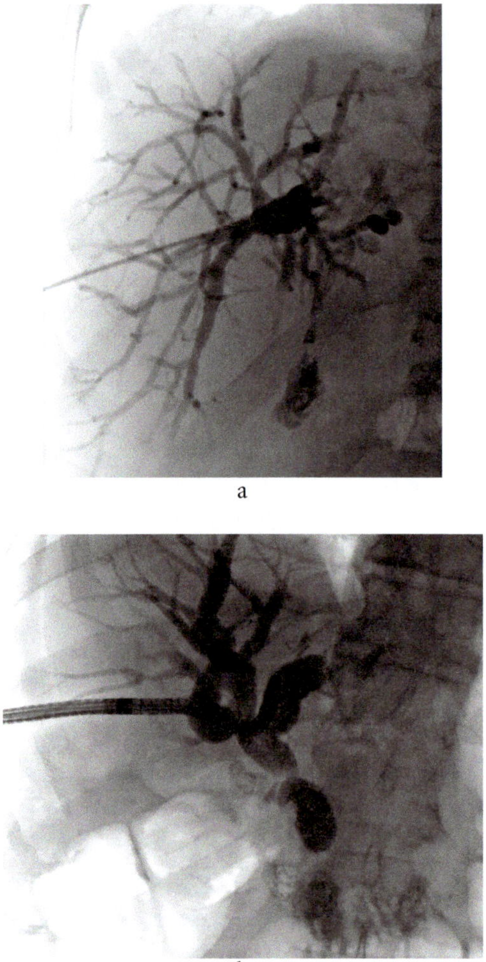

a

b

Abb. 2.3a+b: **a**: Perkutane Anlage einer perkutanen transhepatischen Cholangiodrainage (PTCD) mit Nachweis eines hilären Verschlusses der Gallenwege. **b**: Perkutane Cholangioskopie mit Einspiegeln bis über den Hilus hepatis in das linksseitige hepatische Gangsystem.

Der Goldstandard der Diagnosestellung des CCA ist die histologische Diagnose. Für die Entnahme von Zytologien oder Biopsien aus Gallenwegsstenosen unklarer Dignität ist der endoskopisch gesteuerte Zugangsweg plausibel. Nicht selten werden extrahepatische CCA mit Schnittbildverfahren nur indirekt durch die Gallenwegsobstruktion evident, und eine tumoröse Raumforderung ist unter Umständen nicht zu erkennen, so dass eine Probenentnahme nicht gezielt perkutan erfolgen kann. Mit der endoskopischen Technik sind der negativ-prädiktive Wert (ein CCA kann ausgeschlossen werden) und die Sensitivität derzeit allerdings limitiert und rangieren zwischen ca. 30 % und 80 % [3].

Möglicherweise kann die Cholangioskopie-gesteuerte Biopsieentnahme die diagnostische Aussagekraft verbessern helfen (☞ Tab. 2.6). Besonders aber kann in erfahrenen Händen die Cholangioskopie auch richtungsweisende Befunde in der direkten Visualisierung der in der ERCP oder MRCP auffälligen Gallenwegsabschnitte liefern. In einer retrospektiven Vergleichsstudie lag die Sensitivität der ERC-gesteuerten Biopsieentnahme bei 46 %, im duktographischen Bild – und in Zusammenschau der klinischen Daten – hat der Untersucher allerdings in 88 % der Fälle das CCA korrekt vorhergesagt. In der Cholangioskopie-gesteuerten Biopsie war betrug die Sensitivität 58 %, und das cholangioskopische Bild hatte in 83 % die Diagnose stellen können [2].

Eine Kombination von unterschiedlichen diagnostischen Parametern könnte hierbei die Sensitivität und auch den negativen prädiktiven Wert (NPV) verbessern helfen. Werden Schnittbildtechniken wie die MRT/MRCP mit der CA 19-9-Bestimmung kombiniert, lässt sich zwar die Sensitivität steigern, doch gescghieht dies in der Regel auf Kosten der Spezifität [6].

Literatur

1. Walter D, Albert J, Jung M, Friedrich-Rust M. Endoskopische Diagnostik der unklaren Gallengangsstenose: Aktueller Stand und Ausblick [The endoscopic approach to indeterminate biliary stricture: current practice and future perspective]. Z Gastroenterol 2020;58(2):152-159 (Article in German].

2. Walter D, Peveling-Oberhag J, Schulze F, Bon D, Zeuzem S, Friedrich-Rust M, Albert JG. Intraductal biopsies in indeterminate biliary stricture: Evaluation of histopathological criteria in fluoroscopy- vs. cholangioscopy guided technique. Dig Liver Dis 2016;48(7):765-70.

3. Yoon SB, Moon SH, Ko SW, Lim H, Kang HS, Kim JH. Brush Cytology, Forceps Biopsy, or Endoscopic Ultrasound-Guided Sampling for Diagnosis of Bile Duct Cancer: A Meta-Analysis. Dig Dis Sci. 2021 Jul 14. Epub ahead of print. PMID: 34263382.

4. Farnik H, Weigt J, Malfertheiner P, Grützmann A, Gossner L, Friedrich-Rust M, Zeuzem S, Sarrazin C, Albert JG. A multicenter study on the role of direct retrograde cholangioscopy in patients with inconclusive endoscopic retrograde cholangiography. Endoscopy 2014; 46(1):16-21.

5. Beyna T, Farnik H, Sarrazin C, Gerges C, Neuhaus H, Albert JG. Direct retrograde cholangioscopy with a new prototype double-bending cholangioscope. Endoscopy 2016;48(10):929-33.

6. Charatcharoenwitthaya P, Enders FB, Halling KC, Lindor KD. Utility of serum tumor markers, imaging, and biliary cytology for detecting cholangiocarcinoma in primary sclerosing cholangitis. Hepatology 2008;48: 1106-17.

2.5. Bildgebung

2.5.1. Einleitung

Bei der Abklärung maligner Erkrankungen der Leber und der Gallenwege spielen moderne bildgebende Verfahren eine entscheidende Rolle. Bei klinischem Verdacht auf ein Cholangiokarzinom kommen hierbei verschiedene Modalitäten zum Einsatz.

> Neben der Erstdiagnosestellung sind die Bestimmung der lokalen Tumorausdehnung und die Beurteilung einer eventuell vorhandenen lymphogenen Metastasierung oder einer Fernmetastasierung für die Therapieplanung entscheidend. Des Weiteren werden bildgebende Verfahren zur Verlaufsbeurteilung und zur Erkennung von Rezidiven einsetzt.

In diesem Kapitel soll die Bedeutung der verschiedenen Verfahren in der Diagnostik des Cholangiokarzinoms und ihr Stellenwert in Hinblick auf die Therapieplanung vorgestellt werden. Hierbei wird auch unter Verwendung verschiedener Bildbeispiele auf typische morphologische Befunde eingegangen. Zuletzt erfolgt ein Ausblick auf aktuelle Entwicklungen.

2.5.2. Untersuchungsverfahren

2.5.2.1. Computertomographie

Die Computertomographie ermöglicht es, aufgrund der heute üblichen Multidetektor-CT in Mehrzeilentechnik in wenigen Sekunden Bilddaten des gesamten Abdomens zu akquirieren. Aufgrund der schnellen Scangeschwindigkeit können Atemartefakte vermieden werden. Aus den akquirierten Bilddaten können dann im Rahmen des *Post Processing* nicht nur multi-planare Rekonstruktionen, sondern auch 3D-Ansichten von Gefäßen oder Gallenwegen erstellt werden.

> Die kontrastmittelunterstützte Computertomographie des Thorax und Abdomens ist laut aktuell gültiger Leitlinie die Methode der ersten Wahl zur Erhebung intra- und extrahepatischer Tumormanifestationen und zur Gefäßdarstellung vor geplanter Resektion [1].

Eine intravenöse Kontrastmittelapplikation mittels jodhaltiger Kontrastmittel ist zur weiteren Abklärung bei V.a. Erkrankungen des Leberparenchyms oder der Gallenwege obligat. Die Kontrastmittel-unterstützte Mehrphasen-CT hilft bei der Differenzierung zwischen Cholangiokarzinomen und anderen Erkrankungen der Leber wie dem hepatozellulären Karzinom (HCC), Leberabszessen,

Lebermetastasen oder benignen fokalen Leberläsionen wie beispielsweise dem Hämangiom [2, 3].

Auch in Hinblick auf die Einschätzung der Resektabilität sollte die CT-Untersuchung mehrphasig durchgeführt werden.

- In **arterieller Phase** können die anatomischen Verhältnisse der A. hepatica und ihrer peripheren Äste beurteilt werden und eine mögliche arterielle Gefäßinvasion des Tumors evaluiert werden
- In der **portalvenösen Phase** kann die Lagebeziehung des Tumors zum Portalvenensystem beurteilt werden [4]

Durch den Einsatz der modernen Multidetektor-CT hat sich die Vorhersagewahrscheinlichkeit der Resektabilität beispielsweise der hilären Cholangiokarzinome auf 74,5-91,7 % erhöht [5]. Mittels der präoperativen Computertomographie kann zudem das präoperative und das postoperativ verbleibende Lebervolumen bestimmt werden.

Die präoperative mehrphasige CT
- hilft somit bei der Erstellung einer optimalen, individuellen Resektionsplanung
- erhöht die chirurgische Erfolgsrate und
- reduziert die operative Komplikationsrate [6]

Morphologische Befunde des Cholangiokarzinoms in der Computertomographie

Das Cholangiokarzinom wird in ein intra- und extrahepatisches Cholangiokarzinom eingeteilt (☞ auch Abb. 1.1+1.2). Das extrahepatische Cholangiokarzinom kann wiederum in perihiläre Tumore (Klatskin-Tumore) und distale Gallengangstumore eingeteilt werden (☞ auch Abb. 1.2+1.3). Erstgenannte sind proximal des Ductus cysticus, letztgenannte zwischen Ampulle und Ductus cysticus lokalisiert.

Eine andere Einteilung bezieht sich auf den Wachstumstyp. Hier unterscheidet man eine knotig-exophytische Wachstumsform von einem periduktal infiltrierenden und einem intraduktalen Wachstumsmuster. Das Cholangiokarzinom am Leberhilus (Klatskin-Tumor) wächst meist peri- bzw. intraduktal und wird im Vergleich zu einem peripher gelegenen Karzinom aufgrund der Obstruktion der zentralen Gallengänge früher entdeckt. Bei der Beschreibung der morphologischen Befunde werden im Folgenden die intrahepatischen von den extrahepatischen Cholangiokarzinomen differenziert.

Intrahepatisches Cholangiokarzinom

Das intrahepatische Cholangiokarzinom ist bei Erstdiagnosestellung in der Regel ein bereits großer intrahepatischer Tumor mit infiltrierendem Wachstumsmuster. In bis zu 20 % der Fälle weist der Tumor Verkalkungen auf. Auch eine Retraktion der Leberkapsel ist ein pathognomonischer Befund (☞ Abb. 2.4a+b).

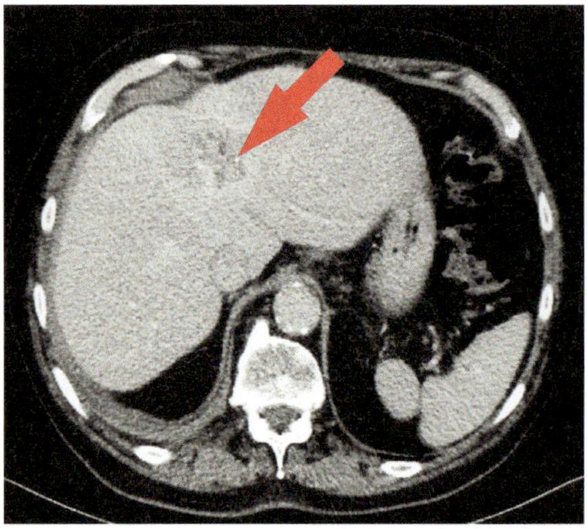

a

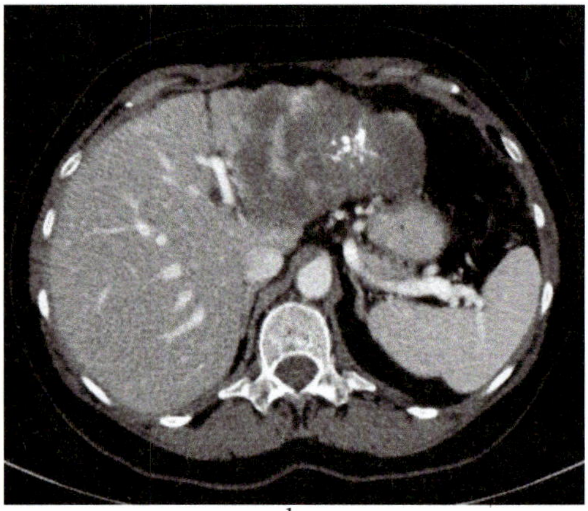

b

Abb. 2.4a+b: **a**: Kontrastmittel-unterstützte CT in der portalvenösen Phase: Intrahepatisches Cholangiokarzinom mit geringer Retraktion der Leberkapsel und winziger stippchenförmiger Verkalkung (Pfeil). **b**: Kontrastmittel-unterstützte CT in der portalvenösen Phase: Intrahepatisches Cholangiokarzinom mit deutlichen zentralen Verkalkungen und angedeutet zentripetalem Anfluten des Kontrastmittels.

In der nativen Bildgebung ist der Tumor meist hypodens zum umgebenden Leberparenchym. Hier lassen sich, falls vorhanden, die punktförmigen und teils groben Verkalkungen gut erkennen. Das Tumorgewebe nimmt spät Kontrastmittel auf. In arterieller Phase lässt sich oft lediglich ein hypervaskularisierter Randsaum erkennen. In der portalvenösen Phase ist ein zentripetales Kontrastmittelanfluten typisch. In Spätaufnahmen ist das Cholangiokarzinom meist inhomogen kontrastiert [7].

▶ Extrahepatisches Cholangiokarzinom

Das extrahepatische Cholangiokarzinom ist in Anfangsstadien ein kleiner Tumor mit exzentrischer oder konzentrischer Wandverdickung, die Kontrastmittel aufnehmen kann. Aufgrund der meist geringen Größe ist der frühe Tumor computertomographisch oft nicht oder nur schlecht abgrenzbar.

In dünn rekonstruierten Schichten und mithilfe multi-planarer Rekonstruktionen kann die exakte Verschlusshöhe dargestellt werden. Nativ stellt sich der Tumor, falls erkennbar, als hypodense Läsion innerhalb dilatierter intra- oder extrahepatischer Gallenwege dar. Nach Kontrastmittelgabe ist meist ein schwaches peripheres Kontrastmittel-Enhancement in arterieller Phase sowie eine randlich betonte inhomogene Anreicherung in der portalvenösen Phase zu erkennen [8].

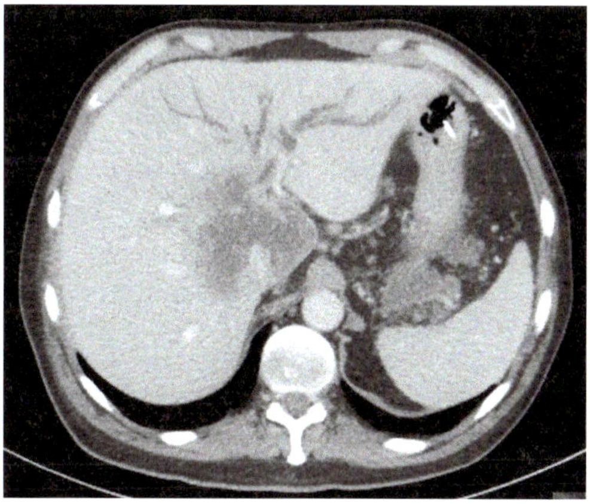

Abb. 2.5: Kontrastmittelunterstützte CT in der portalvenösen Phase: Primär extrahepatisches perihiläres Cholangiokarzinom mit bereits ausgedehnter Infiltration des zentralen Leberparenchyms. Konsekutiv deutliche intrahepatische Cholestase.

Auch zum umgebenden Leberparenchym kann diese Tumorentität in der CT bei noch kleinem Tumor meist schlecht abgegrenzt werden. Somit ist eine Aussage zur Infiltration der Leber sehr unsicher. Bei bereits ausgedehnter Infiltration des umgebenden Leberparenchyms lässt sich hingegen deutlich die meist auch noch in der portalvenösen Phase zentral hypodense Raumforderung mit nachgeschalteter Cholestase abgrenzen.

Auch wenn die CT eine hohe Sensitivität in Hinblick auf die Detektion erweiterter und stenosierter Gallengänge aufweist, so ermöglicht sie in früheren Stadien doch keine genaue Einschätzung der Tumorausdehnung innerhalb der Gallengänge. Zudem kann das Tumorstadium in Hinblick auf eine lymphogene Metastasierung oder das Vorhandensein einer Peritonealkarzinose unterschätzt werden. In Bezug auf die intra- und periduktale Tumorausdehnung weist die MRT eine deutlich höhere Sensitivität auf [9].

2.5.2.2. Magnetresonanztomographie

> Die MRT des Abdomens ist laut Leitlinie die Methode der ersten Wahl zur Darstellung der Gallenwege sowie zur Erfassung der Tumorausbreitung [1].

Bei der MRT werden durch Magnetfelder Hochfrequenzimpulse und durch die anschließende Messung der erzeugten Magnetisierung Bilddaten erzeugt. Hierbei macht man sich die elektromagnetischen Eigenschaften der Wasserstoffkerne in organischen Verbindungen zunutze. Im Vergleich zur CT ist der Patient somit keiner ionisierenden Strahlung ausgesetzt. Die MRT hat gegenüber der CT den Vorteil einer besseren Weichteilkontrastierung. Die Kombination aus T1- und T2-gewichteten nativen Sequenzen, der Magnetresonanz-Cholangiopankreaticographie (MRCP), diffusionsgewichteter Bildgebung (DWI) und dynamischer Sequenzen nach intravenöser Kontrastmittelapplikation bildet ein hervorragendes Untersuchungsprotokoll zur Abklärung des Cholangiokarzinoms.

■ MRCP

Die MRCP ist ein nicht-invasives Verfahren zur Darstellung der intra- und extrahepatischen Gallenwege. Hierbei werden in stark T2-gewichteten Sequenzen die langen T2-Relaxationszeiten der Gallenflüssigkeit genutzt, um das pankreatico-biliäre Gangsystem ohne Kontrastmittel im Gegensatz zu den umgebenden Organen mit kurzer T2-Relaxationszeit sehr signalreich darzustellen. Das Hintergrundsignal der umgebenden Organe und Weichteilgewebe wird hierbei signalunterdrückt. Eine Kontrastmittelapplikation ist zum Erhalt der MRCP nicht erforderlich.

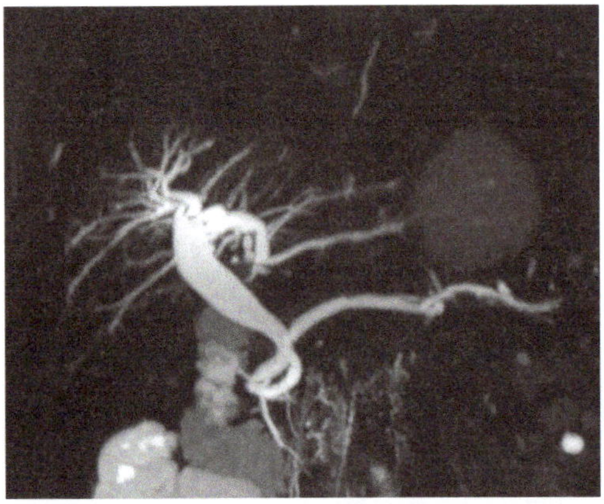

Abb. 2.6: MRCP in MIP (*maximum intensity projection*)-Ansicht: Cholestase bei Dilatation sowohl der extrahepatischen als auch intrahepatischen Gallengänge. Erweiterter Ductus pancreaticus. Gangabbruch präpapillär.

Im Gegensatz zum Prinzip der Dichteanhebung durch jodhaltiges Kontrastmittel in der CT werden in der MRT die Signaleigenschaften der zu untersuchenden Gewebe durch das Kontrastmittel verändert. Die MRT-Kontrastmittel basieren überwiegend auf Gadolinium. Durch die paramagnetische Eigenschaft des Gadoliniums wird die T1-Relaxationszeit des kontrastmittelaufnehmenden Gewebes herabgesetzt, was zu einer deutlichen Signalsteigerung in der T1-Wichtung führt [10].

Neben unspezifischen Kontrastmitteln sind **hepatobiliäre Kontrastmittel** auf dem Markt, welche von den Hepatozyten stark aufgenommen und in der hepatobiliären Phase über die Gallenwege ausgeschieden werden. Der Vorteil der hepatobiliären Kontrastmittel gegenüber den sonst unspezifischen Kontrastmitteln ist somit zum einen die bessere Charakterisierung von hepatischen Läsionen, zum anderen durch die hepatobiliäre Ausscheidung die Möglichkeit einer 'funktionellen' MRCP [11, 12]. Somit ist im Rahmen der Abklärung unklarer Leberläsionen bzw. im Rahmen der Abklärung von Pathologien der Gallenwege der Einsatz dieser hepatobiliären Kontrastmittel üblich. Es werden hierbei Bilder auch in der Spätphase, der sogenannten Hepatozytenphase, erfasst.

Diffusionsbildgebung (DWI)

In der DWI ist die Signalstärke abhängig von der Stärke der Diffusion der Wassermoleküle im Extrazellulärraum. Gewebe mit Diffusionseinschränkung sind dann heller als das angrenzende Referenzgewebe. Die diffusionsgewichtete Sequenz erhöht die Sensitivität bezüglich der Detektion der Tumorausdehnung entlang der Gallenwege und einer eventuell bestehenden Infiltration des Leberparenchyms. DWI kann zudem bei der Differenzierung zwischen intrahepatischen Cholangiokarzinomen und anderen malignen hepatischen Läsionen wie hypovaskularisierten Lebermetastasen oder HCCs einen Beitrag leisten [13, 14].

Nicht nur die Tumorausdehnung entlang der Gallenwege, sondern auch eventuell vorhandene Satellitenherde können mithilfe diffusionsgewichteter Sequenzen leichter detektiert werden (☞ Abb. 2.7a-d).

Aufgrund der langen Scanzeiten ist die Untersuchungsmethode jedoch anfällig für Atemartefakte. Nur bei Patienten, welche in der Lage sind, ruhig zu liegen und die Atemkommandos zu befolgen, können Bilder in hoher Qualität erzeugt werden. Auch können Patienten, bei denen Kontraindikationen wie schwere Platzangst oder nicht MR-fähige Implantate vorliegen, nicht mittels MR untersucht werden.

Morphologische Befunde des Cholangiokarzinoms in der MRT

Intrahepatisches Cholangiokarzinom

Das intrahepatische Cholangiokarzinom stellt sich in der nativen T1- Wichtung hypointens und meist inhomogen, in T2-gewichteten Sequenzen leicht hyperintens dar. In der MRCP können Lumeneinengungen der Gallenwege auf Höhe des Tumors und nachgeschaltet peripher dilatierte Gallenwege detektiert werden. Nach Kontrastmittelgabe weist das Tumorgewebe eine späte und inhomogene Anreicherung auf. In der DWI sind zentral hypointense Anteile und peripher hyperintense Anteile mit starker Diffusionsrestriktion typisch.

Extrahepatisches Cholangiokarzinom

Das extrahepatische Cholangiokarzinom ist wie bereits beschrieben ein oft kleiner Tumor mit exzentrischer oder konzentrischer Wandverdickung,

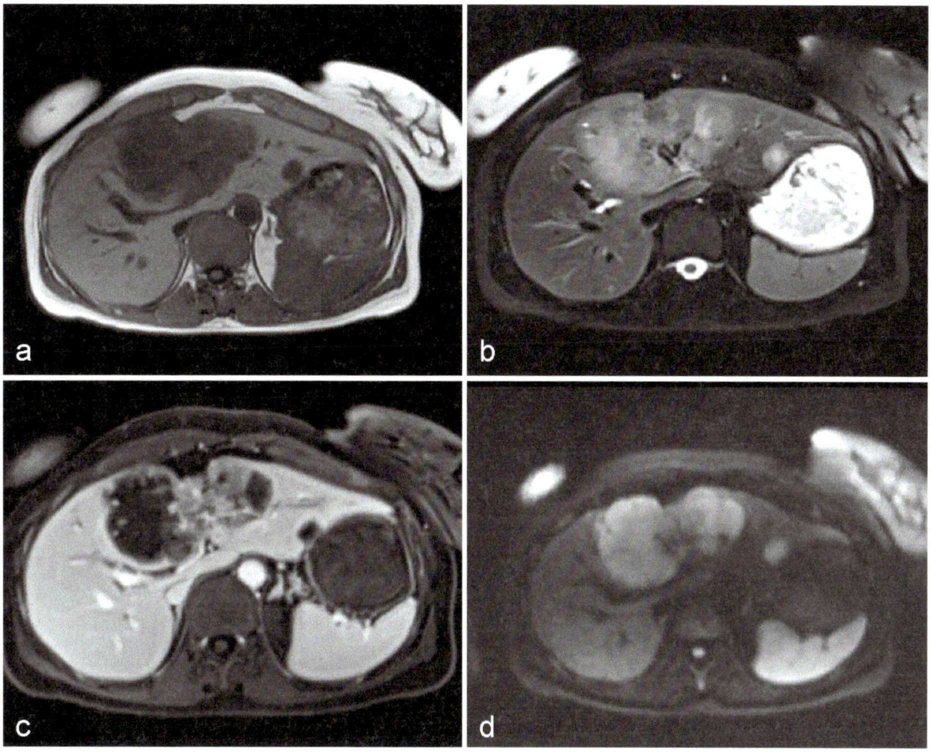

Abb. 2.7a-d: **a**: T1w nativ: Ausgedehnter hypointenser Tumor mit fokaler Retraktion der Leberkapsel. Nachweis eines Satellitenherdes im linken Leberlappen mit demselben Signalverhalten. **b**: T2w: Inhomogen hyperintenses Signalverhalten des Tumors und des Satellitenherdes. **c**: T1w in der portalvenösen Phase: Inhomogene Kontrastmittelanreicherung des Tumors. Lediglich geringe randliche Kontrastmittelanreicherung des Satellitenherdes. **d**: DWI: Zentral hypointense Areale, sonst starke Diffusionsrestriktion. Auch starke Diffusionsrestriktion des Satellitenherdes.

welche nativ in T1-gewichteten Sequenzen zum Leberparenchym ein gering hypointenses bis isointenses Signalverhalten aufweist. Auch in der MRT ist ein abrupter Gangabbruch mit proximal davon gestauten Gallenwegen pathognomonisch.

▶ Perihiläres Cholangiokarzinom

Perihiläre Cholangiokarzinome präsentieren sich oft mit segmental dilatierten Gallenwegen. Es lässt sich in der MRCP eine Unterbrechung zwischen rechtsseitigen und linksseitigen Gallenwegen erkennen. Bei Ausbreitung in einem intrahepatischen Gangabschnitt kann eine Segment- oder Lappenatrophie resultieren. Nach Kontrastmittelgabe weist das Tumorgewebe auch bei dieser Form eine eher späte und inhomogene Anreicherung auf [15]. Auf eine eventuell bestehende Infiltration des umgebenden Leberparenchyms oder eine Infiltration benachbarter Gefäße muss zur Beurteilung der Resektabilität geachtet werden. Die Infiltration des umgebenden Leberparenchyms ist in diffusionsgewichteten Sequenzen und mithilfe der Kontrastmitteldynamik gut detektierbar.

In etwa 75 % der Fälle lassen sich bei der Erstdiagnose eines extrahepatischen Cholangiokarzinoms vergrößerte Lymphknoten feststellen [15]. Sowohl mittels MRT als auch CT können die Lymphknoten lediglich in Hinblick auf ihre Größe und Morphologie beurteilt werden. Mittels der als nächstes vorgestellten Hybridverfahren gelingt auch eine Aussage hinsichtlich der Stoffwechselaktivität. Dadurch kann die Sensitivität bei der Diagnosestellung von Lymphknotenmetastasen erhöht werden.

2.5.2.3. Hybridverfahren

Bei Hybridverfahren werden herkömmliche Schnittbildverfahren (CT und MRT) mit dem nuklearmedizinischen Verfahren der Positronen-Emissions-Tomographie (PET) kombiniert. Somit können Stoffwechselprozesse sichtbar gemacht und anatomisch zugeordnet werden. Das am häufigsten genutzte Verfahren ist die FDG-PET, bei welcher das Radiopharmakon Fluor-Desoxy-Glukose (^{18}F-FDG) zum Einsatz kommt.

PET-CT

Insbesondere die PET-CT wird heute in der Onkologie zur Diagnosestellung und zur Beurteilung eines Therapieansprechens im Verlauf häufig eingesetzt. Verschiedene Studien konnten belegen, dass die FDG-PET-CT bei der Einschätzung des Tumorstadiums eines Cholangiokarzinoms hilfreich ist [16, 17]. Dies liegt insbesondere an der erhöhten Detektionsrate von Lymphknotenmetastasen und Fernmetastasen. Dennoch ist die PET-CT in der Initialdiagnostik auch nach Leitlinie nicht die Bildgebung der 1. Wahl. Hier wird die PET-CT "*in Einzelfällen zur Diagnosesicherung und Staging*" empfohlen [1]. Eine sinnvolle Indikation für die PET-CT scheint aber die Detektion von Lokalrezidiven nach Resektion hilärer Cholangiokarzinome zu sein [18].

PET-MRT

Eine neuere Methode als das PET-CT ist das PET-MRT. Hier werden die Vorteile des MRT (besserer Weichteilkontrast, keine Strahlenbelastung) mit dem Nutzen aus der Hybridbildgebung kombiniert. Bisher kommt das PET-MRT aber kaum zum Einsatz und taucht auch nicht in der heute aktuellen Leitlinie auf. Nachteile der Hybridverfahren sind die hohen Kosten und die nicht immer vorhandene Verfügbarkeit. Die PET-MRT hat im Gegensatz zur PET-CT auch noch deutlich längere Scanzeiten.

2.5.2.4. Sonographie

Die Sonographie ist häufig die erste Bildgebungsmethode in der Untersuchung von Patienten mit Verdacht auf benigne oder maligne Gallenwegsobstruktion sowie unklaren Leberherden. Ferner spielt die Sonographie eine wichtige Rolle im Rahmen des von internationalen Leitlinien empfohlenen Tumor-Screenings bei Patienten mit Leberzirrhose. Das typischerweise empfohlene Überwachungsintervall von Ultraschalluntersuchungen der Leber alle 6 Monate konnte in Studien Überlebensvorteile für die überwachte Population aufzeigen [19-21]. Die Stärke der konventionellen Sonographie liegt in der weit verbreiteten Verfügbarkeit und unkomplizierten Anwendung. Die Sensitivität für die sonographische Detektion von CCA variiert in Literaturangaben sehr stark zwischen 33 und 96 % und ist naturgemäß abhängig von der Tumorlokalisation und der Erfahrung der Untersucher(innen) [22, 23]. Aufgrund einer mangelnden Spezifität für die rein sonographisch morphologische Diagnose eines CCA bleibt eine histologische Sicherung in den meisten CCA-Fällen obligat. Zur Histologiegewinnung wird in den meisten Fällen auf die sonographische gezielten Feinnadelpunktion zurückgegriffen.

2.5.2.5. Kontrastmittel-Sonographie

In der definitiven Diagnose von malignen Leberläsionen spielt die Sonographie im Vergleich zur MRT- oder CT-Bildgebung eine untergeordnete Rolle. Die Kontrastmittel-Sonographie (CEUS) erweitert hierbei deutlich die Aussagekraft der konventionellen Sonographie hinsichtlich der Dignitätsbeurteilung und eingeschränkt auch der Tumorentitätsbeurteilung von unklaren Leberläsionen.

> In aktuellen Leitlinien wird der Einsatz der CEUS jedoch meist nicht als primäre Diagnostik, sondern vielmehr als Ergänzung bei unklaren Befunden in der MRT oder CT oder bei Kontraindikationen für diese Bildgebungsmodalitäten empfohlen.

Die CEUS nutzt gasgefüllte Mikrobläschen mit einem durchschnittlichen Durchmesser von 2,5 μm. Das meist verwendete Gas Schwefelhexafluorid ist inert und wird nach intravenöser Injektion innerhalb weniger Minuten vollständig abgeatmet. Unerwünschte Wirkungen wie z.B. allergische Reaktionen sind sehr selten. Die Kontrastmittelmoleküle sind im Vergleich zu CT- oder MRT-Kontrastmittel groß und passieren nicht das Gefäßendothel, so dass es sich um ein rein intravaskuläres Kontrastmittel handelt. Die sonographische Kontrastmitteldarstellung wird als kontinuierliches Video bis zur stärksten arteriellen Anreicherung und in intermittierenden Aufnahmen bis ca. 4-6 Minuten nach Injektion festgehalten.

Die Visualisierung in Echtzeit, insbesondere im Hinblick auf früharterielle Mehrperfusion, ist ein großer Vorteil der CEUS gegenüber den Schnittbildgebungen, welche patientenabhängig das ideale Timing für die arterielle Phase verpassen können. Zusätzlich lässt sich die Kontrastmittelapplikation bei nicht eindeutigem Befund oder mehreren Läsionen beliebig häufig wiederholen. Ferner gelingt durch das streng intravaskuläre Kontrastmittel eine reine Darstellung der vaskulären Perfusion der Zielläsion und nicht ein Mischbild aus Vaskulatur und Verteilung des Kontrastmittels im extravaskulären interstitiellen Raum.

In der CEUS zeigen CCA im Gegensatz zur CT- oder MRT-Bildgebung in den meisten Fällen eine früharterielle Kontrastmittelanreicherung, gefolgt von einem frühen (< 60 s) und deutlich sichtbaren Kontrastmittel-*Wash-Out.* Die früharterielle Anreicherung zeigt sich im Gegensatz zum hepatozellulären Karzinom typischerweise im Randbereich des Tumors in Form einer unregelmäßigen ringartigen Kontrastmittelaufnahme. Dies ist am ehesten auf vitale und proliferierende Tumoranteile mit zentraler Nekrosezone zurückzuführen. Ein Kontrastmittel-*Wash-Out* zeigt sich bei CCA zu einem früheren Zeitpunkt als beim HCC [24]. Dieses Verhalten im CEUS wurde in der *Liver Imaging Reporting and Data System* (LI-RADS) unter der Kategorie CEUS LR-M zusammengefasst [25]. Hier sind wahrscheinlich- oder sicher maligne Läsionen subsummiert, bei denen es sich nicht zwangsläufig um ein HCC handelt. Aufgrund mangelnder Spezifität der LR-M-Kategorie ist in den meisten der hierzu kategorisierten Fälle eine gezielte Biopsie notwendig.

2.5.3. Künstliche Intelligenz in der medizinischen Bildgebung – ein Ausblick

Künstliche Intelligenz (KI) hält in der modernen Bildgebung immer mehr Einzug und ist ein zurzeit schnell fortschreitendes Forschungsgebiet.

Radiomics

Radiomics ist ein neues Gebiet der medizinischen Forschung, welches sich mit der Analyse von quantitativen Bildmerkmalen in großen Bilddatenbanken beschäftigt. Hierbei liegt die Idee zugrunde, auf Basis radiologischer Bilddaten Aussagen über Diagnosen, Gewebeeigenschaften und Krankheitsverläufe machen zu können. Ermittelte Bilddaten wie z.B. Größe, Dichte, Volumen oder die Zusammensetztung von Tumoren werden zu klinischen Daten, Laborergebnissen, genetischen Untersuchungen und klinischen Verläufen in Bezug gesetzt [26].

Durch die Integration von Daten verschiedener radiologischer Modalitäten (CT, MRT, Sonographie und PET) werden diagnostische und prognostische Modelle erstellt, um personalisierte klinische Entscheidungen zu treffen und die für den jeweiligen Patienten individuell beste Behandlung wählen zu können [27]. Insbesondere in der Onkologie wird viel im Bereich *Radiomics* geforscht. Beispielsweise liegen Studien zur Wahrscheinlichkeit einer Fernmetastasierung beim Adenokarzinom der Lunge [28] oder zur Beurteilung des Therapieansprechens bei neoadjuvanter Chemoradiotherapie des Rektumkarzinoms [29] vor. Auch das Cholangiokarzinom ist eine onkologische Erkrankung, bei welcher immer mehr Forschungsergebnisse zur Anwendung künstlicher Intelligenz vorliegen.

Beispielsweise konnte gezeigt werden, dass bildmorphologische Parameter signifikant mit dem Expressionslevel verschiedener Hypoxiemarker wie z.B. dem *epidermal growth factor receptor* (EGFR) oder dem *vascular endothelial growth factor* (VEGF) korrelieren. Dies lässt darauf schließen, dass *Radiomics* die Expression eines Proteins vorhersagen können, was einen möglichen Einfluss auf die Therapie des Cholangiokarzinoms hat [30]. Eine frühere Arbeit konnte zeigen, dass ein *Artificial Neural Network* (ANN) unter Auswertung von CT-Datensätzen mit einer hohen Treffsicherheit zwischen verschiedenen hepatischen Raumforderungen (HCC, intrahepatisches Cholangiokarzinom, Hämangiom und Metastase) differenzieren konnte [31]. Es ist also davon auszugehen, dass in naher Zukunft die Forschung zu KI in der modernen Bildgebung die Diagnosestellung, Prognoseeinschätzung und Therapie des Cholangiokarzinoms maßgeblich beeinflussen wird.

Literatur

1. Leitlinie der DGHO, OEGHO, SGMO und SGH+SSH zu malignen biliären Tumoren, Stand Mai 2019; https://www.onkopedia.com/de/onkopedia/guidelines/maligne-biliaere-tumoren/@@guideline/html/index.html

2. Sano S, Yamamoto Y, Sugiura T, Okamura Y, Ito T, Ashida R, et al. The radiological differentiation of hypervascular intrahepatic cholangiocarcinoma from hepatocellular carcinoma with a focus on the CT value on multiphase enhanced CT. Anticancer Res. 2018;38(9): 5505-12.

3. Apisarnthanarak P, Pansri C, Maungsomboon K, Thamtorawat S. The CT appearances for differentiating of peripheral, mass-forming cholangiocarcinoma an liver metastases from colorectal adenocarcinoma. J Med Assoc Thai. 2014;97(4):415-22.

4. Lee DH, Kim, B, Lee ES, Kim, HJ, Min, JH, et al. Radiologic Evaluation and Structured Reporting Form for Extrahepatic Bile Duct Cancer: 2019 Consensus Recommendations from the Korean Society of Abdominal Radiology Korean J Radiol. 2021;22(1):41-62

5. Lee HY, Kim SH, Lee JM, et al. Preoperative assessment of resectability of hepatic hilar cholangiocarcinoma: combined CT and cholangiography with revised criteria. Radiology 2006;239:113-121.

6. Zeng N, Tao H, Fang C, Fan Y, Xiang N, Yang J, et al. Individualized preoperative planning using three-dimensional modeling for Bismuth and Corlette type III hilar cholangiocarcinoma. World J Surg Oncol. 2016; 14(1):44.

7. Lim JH et al. Cholangiocarcinoma: morphologic classification according to growth pattern and imaging findings. AJR 2003;181:819-927.

8. Burgener FA, Herzog C, Meyers SP, Zaunbauer W, Differenzialdiagnosen in der Computertomographie, 2. Auflage 2013, Thieme Verlag

9. Nagino M. Perihilar cholangiocarcinoma: a surgeon`s viewpoint on current topics. J Gastroenterol. 2012;47 (11):1165-76.

10. Scheffel H, Alkadhi H, Boss A, Merkle E. Praxisbuch MRT Abdomen und Becken Springer Verlag 2012

11. Lee NK, Kim S, Lee LW, et al. Biliary MR Imaging with Gd-EOB-DTPA and its clinical applications. Radiographics 2009;29:1707-24

12. Tschirsch FT, Struwe A, Petrowsky H, et al. Contrast-enhanced MR cholangiography with Gd-EOB-DTPA in patients with liver cirrhosis: visualization oft he biliary ducts in comparison with patients with normal liver parenchyma. Eur Radiol 2008;18:1577-86.

13. Kovaè JD, Galun D, Duriæ-Stefanoviæ A, Liliæ G, Vasin D, Laziæ L, et al. Intrahepatic mass-forming cholangiocarcinoma and solitary hypovascular liver metastases: is the differential diagnosis using diffusion-weighted MRI possible? Acta Radiol. 2017;58(12):1417-26.

14. Sheng RF, Zeng MS, Rao SX, Ji Y, Chen LL. MRI of small intrahepatic mass-forming cholangiocarcinoma and atypical small hepatocellular carcinoma (≤3 cm) with cirrhosis and chronic viral hepatitis: a comparative study. Clin Imaging. 2014;38(3):265-72.

15. Brambs HJ, Juchems M, Schmidt SA, Referenz Radiologie – Gastrointestinales System Thieme Verlag 2020

16. Jadvar H, Henderson RW, Conti PS. [F18] fluorodeoxyglucose positron emission tomography and positron emission tomography: computed tomography in recurrent and metastastic cholangiocarcinoma. J Comput Assist Tomogr. 2007;31(2):223-8.

17. Kim JY, Kim MH, Lee TY, Hwang CY, Kim JS, Yun SC, et al. Clinical role of 18F-FDG PET-CT in suspected and potentially operable cholangiocarcinoma: a prospective study compared with conventional imaging. Am J Gastroenterol. 2008;103(5):1145-51.

18. Chikamoto A, Tsuji T, Takamori H, et al. The diagnostic efficacy of FDG-PET in the local recurrence of hilar bile duct cancer. J Hepatobiliary Pancreat Surg. 2006;13: 403-408.

19. Omata M, Cheng AL, Kokudo N, Kudo M, et al. Asia-Pacific clinical practice guidelines on the management of hepatocellular carcinoma: a 2017 update. Hepatol Int. 2017;11(4):317-370.

20. Heimbach JK, Kulik LM, Finn RS, Sirlin CB, et al. AASLD guidelines for the treatment of hepatocellular carcinoma. Hepatology. 2018;67(1):358-380.

21. European Association for the Study of the Liver. Electronic address: easloffice@easloffice.eu; European Association for the Study of the Liver. EASL Clinical Practice Guidelines: Management of hepatocellular carcinoma. J Hepatol. 2018;69(1):182-236.

22. Honickman SP, Mueller PR, Wittenberg J, Simeone JF, et al. Ultrasound in obstructive jaundice: prospective evaluation of site and cause. Radiology. 1983;147(2): 511-5.

23. Robledo R, Muro A, Prieto ML. Extrahepatic bile duct carcinoma: US characteristics and accuracy in demonstration of tumors. Radiology. 1996;198(3):8f69-73.

24. Fraum TJ, Cannella R, Ludwig DR, Tsai R, et al. Assessment of primary liver carcinomas other than hepatocellular carcinoma (HCC) with LI-RADS v2018: comparison of the LI-RADS target population to patients without LI-RADS-defined HCC risk factors. Eur Radiol. 2020;30(2):996-1007.

25. Piscaglia F, Wilson SR, Lyshchik A, Cosgrove D, rz al. American College of Radiology Contrast Enhanced Ultrasound Liver Imaging Reporting and Data System (CEUS LI-RADS) for the diagnosis of Hepatocellular Carcinoma: a pictorial essay. Ultraschall Med. 2017;38 (3):320-324.

26. Avanzo M, Stancanello J, El Naqa I. Beyond imaging: the promise of radiomics. Phys Med. 2017;38:122-39.

27. Gillies RJ, Kinahan PE, Hricak H. Radiomics: images are more than pictures, they are data. Radiology. 2016; 278(2):563-77.

28. Coroller TP, Grossmann P, Hou Y, Rios Velazquez E, Leijenaar RT, Hermann G, et al. CT-based radiomic signature predicts distant metastasis in lung adenocarcinoma. Radiother Oncol. 2015;114(3):345-50.

29. Bibault JE, Giraud P, Housset M, Durdux C, et al. Deep learning and radiomics predict complete response after neo-adjuvant chemoradiation for locally advanced rectal cancer. Sci Rep. 2018;8(1):12611.

30. Sadot E, Simpson AL, Do RK, Gonen M, Shia J, Allen PJ, et al. Cholangiocarcinoma: correlation between molecular profiling and imaging phenotypes. PLoS One. 2015;10(7): e0132953.

31. Matake K, Yoshimitsu K, Kumazawa S, Higashida Y, Irie H, Asayama Y, et al. Usefulness of artificial neural network for differential diagnosis of hepatic masses on CT images. Acad Radiol. 2006;13(8):951-62.

Pathologie und Molekularpathologie

3. Pathologie und Molekularpathologie

3.1. Einleitung

Das Cholangiokarzinom (CCA) umfasst eine Gruppe von Tumoren, die sich anhand der anatomischen Lokalisation untergliedern lassen (☞ Abb. 3.1).

- Das distale Cholangiokarzinom (dCCA) ist im extrahepatischen Gallengang lokalisiert
- Das perihiläre Cholangiokarzinom (pCCA, sog. Klatskin-Tumor; ☞ auch Abb. 1.3 und Kap. 2.1.) betrifft die zentralen, perihilären Gallengänge und die Gallengangsgabel; die Bismuth-Corlette-Klassifikation kann zur weiteren Untergliederung genutzt werden
- Von einem intrahepatischen Cholangiokarzinom (iCCA) spricht man bei einem Tumorschwerpunkt proximal der intrahepatischen Gallengänge 2. Ordnung. Ein iCCA manifestiert sich überwiegend als peripher in der Leber lokalisierter Tumorknoten (sog. *mass-forming type*; ca. 70 %)
- Daneben können makroskopisch Tumoren mit einem periduktalen Infiltrationsmuster (ca. 5 %) oder einer intraduktalen Ausbreitung (ca. 5 %) sowie Mischformen erfasst werden [1].

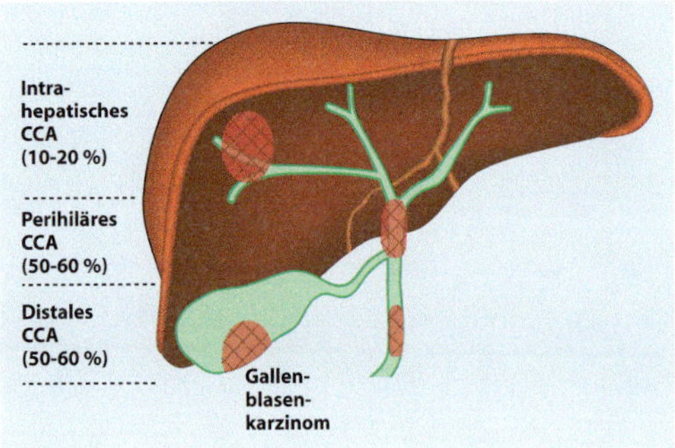

Abb. 3.1: Anatomische Klassifikation des Cholangiokarzinoms.

Das CCA wird somit anhand der Lokalisation der Haupttumormasse als intrahepatisches CCA (iCCA), perihiläres CCA (pCCA) oder distales CCA (dCCA) bezeichnet. Makroskopisch kann es als Tumorknoten oder in Form eines periduktal infiltrierenden oder eines intraduktalen Tumorwachstum imponieren. Eine tumorbedingte Galleabflussbehinderung führt zur Dilatation des proximal gelegenen Gallengangs.

> Die lokalisationsbasierte Unterteilung des CCA ist für den (kurativen) chirurgischen Therapieansatz relevant. Ferner zeigen die verschiedenen Typen des Cholangiokarzinoms auch Unterschiede hinsichtlich der zugrundeliegenden Ätiologie und der molekularen Pathogenese. Hieraus ergeben sich Implikationen für die Systemtherapie fortgeschrittener Tumoren.

Zu TNM-Klassifikation und UICC-Stadien ☞ Tab. 2.1+2.2

3.2. Ätiologie

Die Risikofaktoren für die Entstehung des Cholangiokarzinoms variieren sowohl in der geographischen Verteilung als auch hinsichtlich ihrer Relevanz für extra- und intrahepatische Cholangiokarzinome. Im Allgemeinen werden eine primär sklerosierende Cholangitis, kongenitale Gallenwegserkrankungen (z.B. Caroli-Syndrom, Choledochuszyste), Choledocho- und Cholecystolithiasis, eine chronische Pankreatitis und chronisch entzündliche Darmerkrankungen als Risikofaktoren für die Entwicklung eines CCA angesehen. Mit einem besonders für ein iCCA erhöhten Risiko sind eine Leberzirrhose (ätiologieunabhängig), eine Leberegelinfektion, eine Hepatolithiasis, eine chronische Hepatitis B oder C, chronischer Alkoholabusus, eine nicht-alkoholische Fettlebererkrankung (NAFDL) und eine genetische Hämochromatose vergesellschaftet. Das ätiologische Spektrum des iCCA überlappt somit mit dem hepatozellulären Karzinom [1].

3.3. Histologische Charakteristika

Die häufigsten Mikroarchitekturmuster des CCA sind duktales, tubuläres oder papilläres Wachstum, wobei die Tumorzellen in der Regel in ein gut entwickeltes, desmoplastisches Stroma eingebettet sind. Meist ist der Tumorzellgehalt in der Peripherie höher als im Zentrum. Andere histologische Differenzierungsmuster sind adenosquamös, klarzellig, muzinös, siegelringzellig (gering kohäsiv), squamös und undifferenziert [2]. Die Unterscheidung dieser Varianten hat keine klinisch-praktische Bedeutung, kann aber auch nach ergänzender immunhistologischer Charakterisierung zu Schwierigkeiten bei der Abgrenzung Primärtumor versus Metastase führen. Nicht selten werden fortgeschrittene CCA folglich als *Cancer of Unknown Primary* (sog. CUP-Syndrom) klassifiziert und behandelt.

Beim intrahepatischen CCA lassen sich histologisch das Cholangiokarzinom, eine duktuläre (*small-duct type*) und eine duktale (*large-duct type*) Variante des CCA unterscheiden: Das CLC besteht aus kleinen, hirschgeweihartig, anastomosierenden Duktuli (☞ Abb. 3.2). Der duktuläre Typ zeigt ein kleintubuläres oder duktuläres Wachstum kubischer Tumorzellen, die keine wesentliche Muzinproduktion aufweisen. Das duktale CCA wird von hochprismatischen, PAS-positiven (Muzinproduktion) Tumorzellen gebildet. Diese zeigen duktale oder papilläre Wachstumsmuster. *Large-duct* CCA sind histologisch und immunhistochemisch nicht von duktalen Pankreaskarzinomen zu unterscheiden [3]. Daher hat sich im klinischen Alltag die Bezeichnung 'Adenokarzinom vom pankreatobiliären Typ' etabliert. Während CLC und *small-duct* CCA als iCCA und selten in perihilärer Lokalisation vorkommen, findet sich eine *large-duct* Differenzierung in allen Lokalisationen.

Die Vorläuferläsionen des *small-duct* iCCA sind bislang nicht eindeutig geklärt. Allerdings belegen tierexperimentelle Studien, dass ein iCCA nicht nur aus biliär differenzierten Zellen, sondern auch durch Transdifferenzierung aus Hepatozyten entstehen kann [4, 5].

Für *large-duct* CCA sind verschiedene Vorläuferläsionen beschrieben: die häufige, mikroskopisch kleine, biliäre intraepitheliale Neoplasie (BilIN), die seltene, makroskopisch sichtbare, intraduktuale papilläre Neoplasie (IPNB) und die sehr seltene, ebenfalls makroskopisch sichtbare, intraduktale tubulopapilläre Neoplasie (ITPN). Während ITPN immer *high-grade* Läsionen sind, werden bei BilIN und IPNB häufiger *low-grade* Läsionen beobachtet. *High-grade* BilIN und IPNB werden gehäuft in Assoziation mit invasivem CCA gesehen [6].

3.3.1. Molekularpathologie

Eine Reihe von (teilweise potentiell therapeutisch relevanten) molekularen Veränderungen kommen lokalisationsunabhängig bei allen Cholangiokarzinomtypen vor. Hierzu zählen Mutationen in den Genen *ARID1A*, *BRCA1*, *BRCA2*, *GNAS*, *KRAS*, *PK3CA*, *SMAD4* und *TP53*. Genfusionen unter Beteiligung von *PRKACA* und *PRKACB* sind seltene Ereignisse und deuten auf die CCA-Entwicklung aus einer IPNB hin (7). Auch *ELF3*-Mutationen gelten als charakteristisch für extrahepatische CCA (und wurden auch gehäuft beim Gallenblasenkarzinom detektiert) [1, 8]. Aufgrund einiger positiver Studiendaten erscheinen genetische Alterationen, die als iCCA-typisch betrachtet werden, besonders relevant. Hierzu zählen *IDH1*-, *IDH2*-, *BAP1*- und $BRAF^{V600E}$-Mutationen sowie genetische Rearrangements (z.B. unter Beteiligung von *FGFR2*, *NRG1*, *ALK*, *NTRK1-3*) [8].

In der ClarIDHy-Studie ergab die Behandlung von *IDH1*-mutierten, chemotherapierefraktären Cholangiokarzinomen mit einem IDH1-Inhibitor im

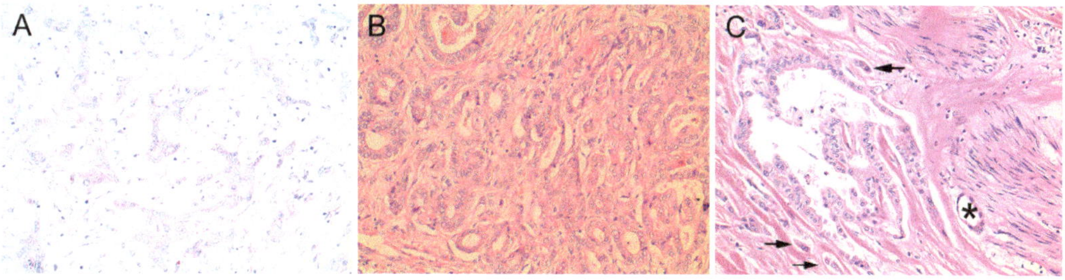

Abb. 3.2: Histologische Typen des intrahepatischen Cholangiokarzinoms. **A**: Cholangiokarzinom. Die kleinen, kuboiden Tumorzellen bilden hirschgeweihartig verzweigte, duktuläre Strukturen aus und liegen in einem gut entwickelten Tumorstroma. **B**: *Small-duct* CCA mit hier dicht beieinanderliegenden, teils kribriform fusionierenden duktulären Strukturen. **C**: Die hochprimsmatischen Tumorzellen diese *large-duct* CCA bilden tubuläre und gelegentlich mikropapilläre Strukturen aus und infiltrieren Perineuralscheiden (Sternchen). Zudem besteht eine einzelzellige Invasion (Pfeile). H&E-Färbung, Originalvergrößerung 200-fach.

Vergleich zur Placebo-behandelten Gruppe einen signifikanten Überlebensvorteil [9]. Eine duale BRAF-/MEK-Inhibition führt bei iCCA-Patienten mit einer *BRAF*^{V600E}-Mutation häufig zu einem Therapieansprechen [10]. In der FIGHT-202 Studie wurde ein Überlebensvorteil für iCCA mit *FGFR2*-Translokationen im Vergleich zu *FGFR2*-mutierten und nicht-*FGFR2*-alterierten iCCA gezeigt [11]. Weitere therapeutisch relevante, genetische Rearrangements betreffen beispielsweise *NRG1* [12] oder die *NTRK*-Genfamilie (13). Gelegentlich kommt ein Defekt der *Mismatch-Repair*-Proteine MLH1, MSH2, MSH6, PMS2 vor. Die resultierende Mikrosatelliteninstabilität führt zu hoher Tumormutationslast, so dass eine Therapie mit einem Immuncheckpoint-Inhibitor eine therapeutische Option darstellt [14]. Die Tabelle 3.1 gibt einen Überblick über häufige genetische Veränderungen beim CCA.

Molekulare Alteration	dCCA/ pCCA	iCCA
ARID1A	5-10 %	5-15 %
BAP1	0-5 %	5-15 %
BRAF^{V600E}	0-2 %	3-6 %
CDKN2A/B	10-20 %	10-15 %
ELF3	3-10 %	1-2 %
ERBB2	2-5 %	2-3 %
FGFR2 (Translokation)	0 %	10-15 %
IDH1/2	0-3 %	10-20 %
KRAS/NRAS	20-40 %	10-20 %
MSI-H	1-3 %	1-2 %
NRG1 (Translokation, v.a. muzinöses Adenokarzinom)	<1 %	<1 %
NTRKs (Translokation)	1-3 %	1-3 %
PRKACA/PRKACB (IPNB-assoziiert)	1-3 %	0 %
SMAD4	5-15 %	2-10 %
TP53	20-40 %	20-30 %

Tab. 3.1: Überblick über häufige genetische Veränderungen beim CCA. Modif. nach [6] und [18].

Insgesamt scheint das iCCA für eine molekulare Diagnostik besonders attraktiv, da >50 % der Tumoren prinzipiell therapiegängige Zielstrukturen aufweisen [15].

Molekularpathologische Befunde können nur in der täglichen Patientenversorgung genutzt werden, wenn sie verlässlich und zeitgerecht zur Verfügung gestellt werden können. Alle hier genannten Mutationen und Genfusionen lassen sich nach Extraktion von DNA bzw. RNA aus Formalinfixiertem, Paraffin-eingebettetem Tumorbiopsiematerial nachweisen. Hierbei kann unter Verwendung großer DNA-basierter *Next Generation Sequencing-Panel* auch eine Abschätzung der Tumormutationslast sowie die Bewertung einer Mikrosatelliteninstabilität erfolgen [16]. Auf RNA-Ebene kann aus diesem Material unter Verwendung einer sogenannten *Anchored Multiplex PCR* ferner ein breites Spektrum potentiell onkogener Fusionstranskripte detektiert werden [17]. Alle Analysen können in einer klinisch vertretbaren Zeit von zwei Arbeitswochen durchgeführt werden.

Literatur

1. Banales JM, Marin JJG, Lamarca A, Rodrigues PM, Khan SA, Roberts LR, et al. Cholangiocarcinoma 2020: the next horizon in mechanisms and management. Nat Rev Gastroenterol Hepatol. 2020;17(9):557-88.

2. Klimstra DS, Lam AK, Paradis V, Schirmacher P. Tumours of the gallbladder and extrahepatic ducts. In: Lokuhetty D, White VA, Watanabe R, Cree IA, editors. WHO classification of Tumours - Digestive System Tumours. vol. 1. Lyon (France): WHO press; 2019. p. 265-94.

3. Paradis V, Fukayama M, Park YN, Schirmacher P. Tumours of the liver and intrahepatic bile ducts. In: Lokuhetty D, White VA, Watanabe R, Cree IA, editors. WHO classification of Tumours - Digestive System Tumours. vol. 1. Lyon (France): WHO press; 2019. p. 215-64.

4. Fan B, Malato Y, Calvisi DF, Naqvi S, Razumilava N, Ribback S, et al. Cholangiocarcinomas can originate from hepatocytes in mice. J Clin Invest. 2012;122(8): 2911-5.

5. Saha SK, Parachoniak CA, Ghanta KS, Fitamant J, Ross KN, Najem MS, et al. Mutant IDH inhibits HNF-4alpha to block hepatocyte differentiation and promote biliary cancer. Nature. 2014;513(7516):110-4.

6. Goeppert B. [Cholangiocarcinoma-diagnosis, classification, and molecular alterations]. Pathologe. 2020; 41 (5):488-94.

7. Singhi AD, Wood LD, Parks E, Torbenson MS, Felsenstein M, Hruban RH, et al. Recurrent Rearrangements in PRKACA and PRKACB in Intraductal Oncocytic Papillary Neoplasms of the Pancreas and Bile Duct. Gastroenterology. 2020;158(3):573-82 e2.

8. Nakamura H, Arai Y, Totoki Y, Shirota T, Elzawahry A, Kato M, et al. Genomic spectra of biliary tract cancer. Nat Genet. 2015;47(9):1003-10.

9. Abou-Alfa GK, Macarulla T, Javle MM, Kelley RK, Lubner SJ, Adeva J, et al. Ivosidenib in IDH1-mutant, chemotherapy-refractory cholangiocarcinoma (ClarIDHy): a multicentre, randomised, double-blind, placebo-controlled, phase 3 study. Lancet Oncol. 2020;21(6):796-807.

10. Subbiah V, Lassen U, Elez E, Italiano A, Curigliano G, Javle M, et al. Dabrafenib plus trametinib in patients with BRAF(V600E)-mutated biliary tract cancer (ROAR): a phase 2, open-label, single-arm, multicentre basket trial. Lancet Oncol. 2020.

11. Abou-Alfa GK, Sahai V, Hollebecque A, Vaccaro G, Melisi D, Al-Rajabi R, et al. Pemigatinib for previously treated, locally advanced or metastatic cholangiocarcinoma: a multicentre, open-label, phase 2 study. Lancet Oncol. 2020;21(5):671-84.

12. Jones MR, Lim H, Shen Y, Pleasance E, Ch'ng C, Reisle C, et al. Successful targeting of the NRG1 pathway indicates novel treatment strategy for metastatic cancer. Ann Oncol. 2017;28(12):3092-7.

13. Kelley RK, Bridgewater J, Gores GJ, Zhu AX. Systemic therapies for intrahepatic cholangiocarcinoma. J Hepatol. 2020;72(2):353-63.

14. Czink E, Kloor M, Goeppert B, Frohling S, Uhrig S, Weber TF, et al. Successful immune checkpoint blockade in a patient with advanced stage microsatellite-unstable biliary tract cancer. Cold Spring Harb Mol Case Stud. 2017;3(5).

15. Verlingue L, Malka D, Allorant A, Massard C, Ferte C, Lacroix L, et al. Precision medicine for patients with advanced biliary tract cancers: An effective strategy within the prospective MOSCATO-01 trial. Eur J Cancer. 2017; 87:122-30.

16. Buchhalter I, Rempel E, Endris V, Allgauer M, Neumann O, Volckmar AL, et al. Size matters: Dissecting key parameters for panel-based tumor mutational burden analysis. Int J Cancer. 2019;144(4):848-58.

17. Longerich T, Endris V, Neumann O, Rempel E, Kirchner M, Abadi Z, et al. RSPO2 gene rearrangement: a powerful driver of beta-catenin activation in liver tumours. Gut. 2019;68(7):1287-96.

18. Saborowski A, Lehmann U, Vogel A. FGFR inhibitors in cholangiocarcinoma: what's now and what's next? Ther Adv Med Oncol. 2020;12:1758835920953293.

Modalitäten der Therapie

4. Modalitäten der Therapie

4.1. Chirurgische Therapie des Cholangiokarzinoms

4.1.1. Chirurgische Aspekte zu Klassifikation und Anatomie

Für die chirurgische Therapie ist die Aufteilung der malignen biliären Tumore in die

1. Gallenblasenkarzinome

2. intrahepatischen Cholangiokarzinome (iCCA) und

3. extrahepatischen Cholangiokarzinome (eCCA)

sinnvoll. Die extrahepatischen Cholangiokarzinome können weiter in die perihilären, sog. Klatskin-Tumore (☞ auch Abb. 1.3 und Kap. 2.1.) und die distalen Gallengangskarzinome unterteilt werden. Letztere stehen in der chirurgischen Betrachtung den Pankreaskarzinomen nahe, weil sie in der Regel Maßnahmen der großen Pankreaschirurgie bedürfen, wobei die Klatskin-Tumore eher Maßnahmen der großen Leberchirurgie erfordern [1].

Das vorliegende Kapitel beschäftigt sich weniger mit der morphologischen oder genetischen Disposition der genannten Tumore und damit der Frage, inwieweit diese einer gemeinsamen Entität angehören, als vielmehr mit der anatomischen-funktionellen Betrachtung des Chirurgen und damit der Frage, welche Operation sinnvollerweise für welchen malignen biliären Tumor anwendbar ist.

> Allen Tumoren gemeinsam ist hierbei die Tatsache, dass die radikale R0-Resektion (mit oder ohne perioperative[r] multimodale[r] Strahlen- oder Chemotherapie) den größten Überlebensvorteil für die betroffenen Patienten bietet [2, 3].

Die Karzinome der Gallenblase sind in der klinischen Präsentation zumeist am einfachsten zuzuordnen, da diese von der Schleimhaut der Gallenblase ausgehen und sich *per continuitatem* in die Leber fortsetzen. Bildmorphologisch sind sie damit meistens eindeutig anatomisch der Gallenblase zuzuordnen. Die lokoregionale Metastasierung setzt sich von hieraus dann intrahepatisch und/oder in die regionalen Lymphknoten des Leberhilus fort.

Die klinische und bildmorphologische Präsentation der Karzinome der Gallengänge ist deutlich heterogener und schwieriger. Hier zeigt sich das intrahepatische Cholangiokarzinom oft als primärer Leberherd und ist differentialdiagnostisch dann von anderen lebereigenen, intrahepatischen Neoplasien, wie dem hepatozellulären Karzinom oder von Lebermetastasen abzugrenzen [4]. Eine (lokale) Beeinträchtigung des Galleabflusses kann, muss aber nicht vorliegen.

Die extrahepatischen Karzinome der Gallengänge lassen sich mit einigem Recht als die klinisch komplexesten Gallengangskarzinome beschreiben. Der perihiläre oder Klatskin-Tumor, welcher schon bei noch relativ klein gewachsenem Tumor ein erhebliches chirurgisches Problem darstellen kann, ist auch bezüglich seiner diagnostischen Abklärung besonders anspruchsvoll. Ebenso wie bei den primären Pankreaskarzinomen und den distalen Gallengangskarzinomen imponiert hierbei klinisch zumeist zunächst das Bild eines schmerzlosen Verschlussikterus und manchmal seiner entzündlichen Folgeerscheinungen. Distale Gallengangskarzinome können intraduktal bis in den Pankreaskopf hineinreichen und sind dann vom Pankreaskarzinom differentialdiagnostisch oft schwer zu unterscheiden.

Insgesamt ist also die Einschätzung der Tumorausdehnung wie auch die Klassifikation und damit die chirurgische Indikationsstellung der malignen, biliären Tumore anspruchsvoll und erfordert die interdisziplinäre Zusammenarbeit in spezialisierten Zentren. Dies gilt natürlich in besonderer Weise auch für die weiteren (operative) Therapie, die immer mehrere Fachabteilungen einschließt. Besondere Beachtung muss hierbei die Tatsache finden, dass die primäre Diagnose oft außerhalb des Zentrums gestellt wird und dann gute Zuweiser- und Übergabestrukturen etabliert sein müssen, welche manchmal bspw. im deutschen Gesundheitssystem nicht überall gegeben sind.

4.1.2. Prinzipien der chirurgischen Therapie

Die vollständige, chirurgische R0-Resektion bleibt die hoffnungsvollste Therapieoption für die meisten Patienten mit malignen, biliären Tumoren.

Interdisziplinäre Tumorboards sind hierbei (mit der im Einzelfall immer wieder schwierigen) Aufgabe befasst, die zwei zentralen Aspekte der chirurgischen Therapie zu evaluieren:

- *erstens* die perioperative Fitness des Patienten für eine ausgedehnte Resektion und
- *zweitens* die CT- und MRT-morphologische und endoskopische Evaluation der Wahrscheinlichkeit einer möglichen R0-Resektion.

Beide Faktoren zusammen bedingen die Entscheidung des interdisziplinären Teams, ob die chirurgische Exploration indiziert werden sollte [5].

Die Fitness des Patienten für ein großes, resezierendes Operationsverfahren der hepatobiliären Chirurgie kann letztendlich nur individuell vom erfahrenen Fachchirurgen evaluiert werden. Verschiedene Systeme zur strukturierten Einschätzung des Patienten sind hierfür entwickelt worden und stehen zur klinischen Verwendung zur Verfügung. Neben dem Ernährungsstatus und der kardiovaskulären- und respiratorischen Reserve stehen hierbei auch psychosoziale Aspekte zunehmend im Vordergrund. Die Prähabilitation, d.h. die kurzfristige Verbesserung des Patienten direkt vor der Operation, ist in diesem Zusammenhang ein interessantes und aktuelles Betätigungs- und Forschungsfeld der großen Viszeralchirurgie [6].

Neben den individuellen Patientenfaktoren ist die bildmorphologische Einschätzung der Tumorausdehnung und -lokalisation von besonderer Wichtigkeit. Die Resektabilität der Karzinome der Gallenblase und auch der intrahepatischen Cholangiokarzinome gelingt in aller Regel mit zufriedenstellender Sicherheit am Schnittbild (CT und MRCP), wohingegen die Beurteilung der Klatskin-Tumore notorisch schwierig ist [7]. Der behandelnde Chirurg wünscht sich in aller Regel eine ("*before-touch*") diagnostische ERCP und/oder MRCP vor jedweder therapeutischen Intervention durch den Endoskopiker. Stent-Behandlungen, welche zugegebenermaßen oft mit hoher klinischer Dringlichkeit notwendig sind, können die folgende OP-Evaluation so erschweren, dass die primäre Resektabilität nicht mehr adäquat beurteilt werden kann. Ein abgestimmtes Vorgehen gelingt in der komplexen Versorgungssituation des dezentralen Gesundheitssystems nicht immer wie gewünscht. Klatskin-Tumore müssen in der Realität dann oft mit suboptimaler Bildgebung operiert werden, damit dem Patienten eine potentiell doch mögliche R0-Resektion nicht vorenthalten wird. Die extrahepatischen distalen Gallengangskarzinome, bei denen die Hepatikusgabel frei bleibt, lassen sich in der Regel in der Endoskopie und ERCP gut einschätzen.

Es bleibt somit die vollständige Resektion der malignen biliären Tumoren ohne mikroskopischen Rest das Zentrum der multimodalen Therapie [8, 9]. Die Einschätzung des Patienten und der anatomischen Situation sind auch heutzutage noch die größten Herausforderungen für die interdisziplinäre Therapie.

Klare Ausschlusskriterien für die chirurgische Exploration sind

- die extrahepatische Metastasierung
- eine nicht behebbare Makro-Infiltration der großen Gefäße (am häufigsten der Pfortader) mit oder ohne Thrombose sowie
- eine zu kleine Funktionsreserve der Restleber

Auch ein (nicht-resektabler) Tumorbefall von (bilateralen) Gallenwegen höherer Ordnung macht die R0-Resektion unmöglich. Dieser ist jedoch oft nur mit letzter Sicherheit am intraoperativen Schnellschnitt festzulegen. Hier werden weitere Entwicklungen auf dem Feld der prä- und intraoperativen Cholangioskopie mit Spezialgeräten die Hilfestellungen für den Chirurgen mittelfristig verbessern.

Es ist somit zusammenfassend erforderlich und immer wieder schwierig, Ausschlusskriterien präoperativ möglichst eindeutig zu identifizieren.

Im Zweifelsfall sollte die chirurgische Exploration erfolgen, insbesondere wenn die präoperative Fitness des Patienten überwiegend positiv eingeschätzt wird.

Ein gesundes Gleichgewicht von nicht-versuchten und nicht-erfolgreichen, explorativen Laparotomien zeichnet hierbei das erfahrene Behandlerteam aus.

4.1.3. Spezielle Verfahren der chirurgischen Therapie

Gallenblasenkarzinome

Zur Therapie des Gallenblasenkarzinoms ist in jedem Falle eine radikale Cholezystektomie erforderlich.

Dies gilt auch für das Stadium T1a der mukosalen Karzinome. Bei T1b und T2-Tumoren wird zusätzlich ein Sicherheitsabstand von 3 cm oder eine anatomische Resektion der Lebersegmente IVb und V gefordert. Diese kann (wenn initial erkannt) primär erfolgen oder wird im kurzen Intervall als Sekundäroperation hinzugefügt, wenn das nichtfortgeschrittene Gallenblasenkarzinom – wie in bis zu zwei Drittel der Fälle – inzidentell aufgetreten ist [10]. Bei T3-Tumoren sind in aller Regel größere Resektionen der Leber erforderlich, welche die vollständige Tumorresektion mit hinreichendem Sicherheitsabstand zum Ziel haben. Zudem sollte beim Gallenblasenkarzinom immer eine Dissektion der lokoregionären Lymphknoten im Ligamentum hepatoduodenale durchgeführt werden, obgleich diese, wie so oft in der Chirurgie des Lymphabflusses, nicht mit hoher Evidenz belegt ist.

Intrahepatisches CCC

Beim intrahepatischen CCC, welches wie oben dargestellt zumeist als sphärisch gewachsener Leberherd mit segmentalem Gallenaufstau imponiert, ist prinzipiell die parenchymsparende Leberresektion immer indiziert, wenn eine R0-Resektion irgendwie erreicht werden kann. Das Tumorausmaß und die intrahepatische Anatomie geben das Resektionsvolumen nach den Kriterien der Leberchirurgie vor. Ziel ist auch hier die vollständige Tumorentfernung bei hinreichend großer funktioneller Reserve.

Der Leberchirurg plant die Operation dementsprechend als (Bi- oder Tri-)Segmentresektion, anatomische Hemihepatektomie links (☞ Abb. 4.1a-d) oder rechts oder als erweiterte (teilweise individualisierte) Leberresektion. Neben der Planung der Parenchymdissektion muss hierbei naturgemäß besonderes Augenmerk auf die zu- und abführende Gefäßversorgung gelegt werden. Einfach gesprochen, muss jeweils mindestens ein Leberarterien- und Pfortaderast und mindestens eine der drei Lebervenen erhalten werden. Würde die erforderliche Resektion im Einzelfall zu einem abschätzbar zu kleinen Restvolumen führen, so ist eine präoperative Augmentation durch ipsilaterale

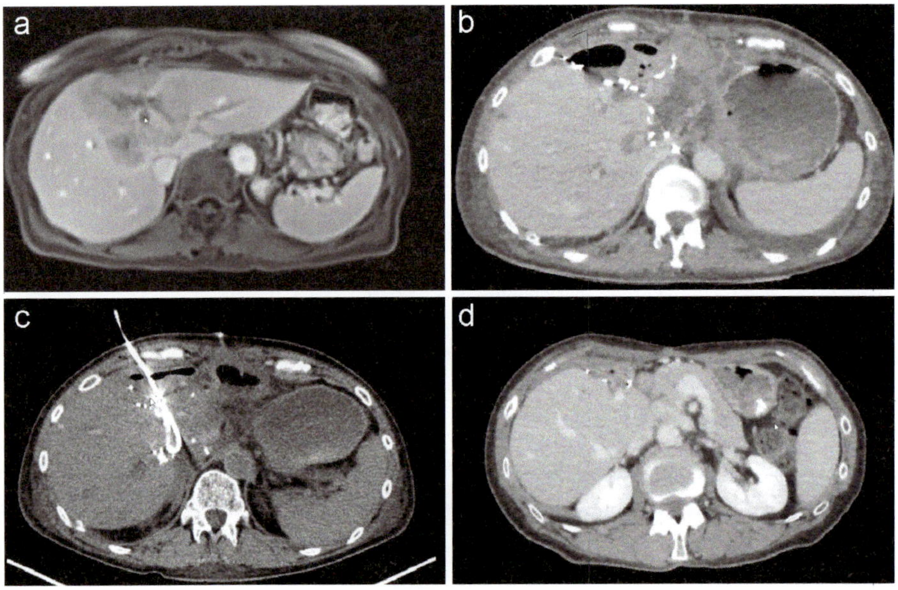

Abb. 4.1a-d: Großes, zentral sitzendes intrahepatisches Cholangiokarzinom bei einer 60-jährigen Patientin. **a+b**: Präoperativ (a) und Zustand nach erweiterter Hemihepatektomie links (b) mit Heptikusgabelresektion, postoperative Galleleckage. **c**: Einlage einer CT-Drainage. **d**: postoperativer Zustand 6 Monate nach Resektion nach Ausheilen der Insuffizienz, ohne Tumornachweis.

Pfortaderembolisation oder ALPPS (*Associating Liver Partition and Portal Vein Ligation for Staged Hepatectomy*) in Einzelfällen möglich [11, 12]. Die Möglichkeiten dieser Verfahren sollten jedoch nicht überschätzt werden und bleiben den erfahrensten Zentren vorbehalten.

Klatskin-Tumore

Klatskin-Tumore bilden einen Sonderfall der extrahepatischen (bzw. vielleicht genauer "extraparenchymatösen") Gallenwegstumore, die die Hauptgabel des Gallengangs befallen und sich von hier nach proximal- und distalwärts ausbreiten können (☞ auch Abb. 1.3 und Kap. 2.1.). Die englische Bezeichnung der "*perihilar cholangiocellular carcinomas*" ist ebenso treffend.

Im klinischen Alltag wird zur Beschreibung der Tumorlage in der Regel die Klassifikation nach Bismuth verwendet (☞ Abb. 1.3). Die präoperative Beurteilung der Resektabilität der Klatskin-Tumore ist im Einzelfall immer problematisch. Wie eingangs schon dargestellt, ist die chirurgische Beurteilung vor der endoskopischen Intervention entscheidend, aber oft nicht praktikabel. Diagnostische ERCP, Cholangioskopie, MRCP und Drei-Phasen-Kontrast-CT haben einen berechtigten Stellenwert in der Diagnosefindung. Die mögliche Resektabilität kann strukturiert mit der von Jarnagin und Blumgart entwickelten Memorial-Sloan-Kettering-Klassifikation beschrieben werden [14]. Diese nutzt die intraduktale Tumorausbreitung in Zusammenschau mit einer möglichen Pfortaderbeteiligung. Es sollen so vor allem MSK-T3-Tumore identifiziert werden, welche als in der Regel nicht mehr resektabel gelten. MSK-T1- und -T2-Tumoren hingegen können mittels erweiterter Hemihepatektomie und Hepatikusgabelresektion dann operiert werden. Hierbei sprechen einige Argumente, vor allem die größere Länge und die Lage des linken Hauptgallengangs für die Favorisierung der Rechtsresektion. Die systematische Lymphadenektomie ist auch hier obligat [15].

Distale Gallenwegstumore

Distale Gallenwegstumore sind präoperativ lagebedingt nicht immer eindeutig von Pankreaskarzinomen zu differenzieren und unterscheiden sich (anatomisch) in höheren Stadien auch nicht mehr wesentlich. Dabei kommen histologisch neben den klassischen Adenokarzinomen auch seltene Mischtypen vor, welche eine schlechtere Prognose haben [16]. Auch bei den distalen Gallengangskarzinomen ist die präoperative Diagnostik nicht immer in der Lage, die Resektabilität sicher vorherzusagen, so dass diese letztlich oft erst abschließend intraoperativ geklärt werden kann. Die angestrebte R0-Resektion – in der Regel durch die Whipple-Kausch-OP und ihre Variationen – wird durch intraoperative Schnellschnitte an den Absetzungsstellen von Pankreas und Gallengang bestätigt. Resektionserweiterungen an Dickdarm und Leber sind möglich, ebenso wie die Resektion von Pfortader und ggf. zentralen Arterien [15].

Eine Resektion des distalen Gallengangskarzinoms ist nur in Ausnahmefällen indiziert, wenn Lebermetastasen, paraaortale Lymphknotenmetastasen oder sonstige Fernmetastasen vorliegen. Zudem sind Resektionsverfahren an der Mesenterialwurzel oder am Truncus coeliacus streitbar. Bei peritonealer Aussaat des Tumors ist ein Benefit der Resektion nicht erkennbar. Sofern die Infiltration des Pylorus und tumorsuspekte Lymphknoten im Kompartiment I des Magens ausgeschlossen werden können, geben manche Autoren der Pylorus-erhaltenden Pankreatikoduodenotomie (PPPD) gegenüber einer konventionellen Pankreaskopfresektion nach Kausch-Whipple den Vorzug, da sie in einigen Arbeiten postoperativ mit geringeren funktionellen Beschwerden (Dumping-Syndrom, Diarrhoe, Dyspepsie) einherging [17]. Auch hier ist die systematische Lymphadenektomie obligat [18]. Sofern eine zeitnahe Operation durchgeführt werden kann, ist eine präoperative biliäre Drainage im Rahmen der diagnostischen ERC nicht erforderlich, um eine präoperative Cholangitis zu vermeiden.

Andere Verfahren

Lokal ablative Verfahren wie die Mikrowellen- oder Radiofrequenzablation oder die CT-HDRBT wurden bei inoperablen, auf die Gallengänge und die Leber beschränkten CCC in kleinen Serien angewandt, wobei es aufgrund unzureichender Datenlage hier kein standardisiertes Therapiekonzept gibt [19, 20]. Auch die transarteriellen Verfahren, wie TACE, TARE, SIRT, HAI und Chemosaturation können bei inoperablen, auf die Gallengänge und Leber beschränkten CCC angewandt werden, wobei auch hierfür evidenzbasierte Daten nicht ausreichend vorliegen [21, 22]. In einzelnen Fällen können Patienten dadurch einer Operation zugeführt werden [23].

4.1.4. Neoadjuvante Konzepte und Chirurgie

Neben der etablierten, zumeist Gemcitabin-basierten, adjuvanten Chemotherapie gewinnen neoadjuvante Therapiekonzepte an Bedeutung. Hierbei sind entweder ein *downsizing* von grenzwertig resektablen Befunden das Ziel oder natürlich die Verbesserung des Gesamtüberlebens durch Vorbehandlung wie bei vielen anderen Organentitäten schon Standard. Viele multimodale Therapiekonzepte sind damit Gegenstand von klinischen Studien wie beispielsweise der deutschen GAIN-Phase III-Studie (Neoadjuvante Chemotherapie mit Gemcitabin plus Cisplatin gefolgt von radikaler Leberresektion vs. radikale Leberresektion). In dieser Studie konnten durch präoperative Chemotherapie irresektable oder grenzwertig resektable Patienten sekundär einer kurativen Resektion zugeführt werden [24]. Hinsichtlich Gesamtüberleben gab es jedoch zur Gruppe der primären Resektion keinen Unterschied. Die Frage der Vorbehandlung bleibt zurzeit somit noch offen. Es dürfen hier jedoch mittelfristig weitere Entwicklungen erwartet werden, die voraussichtlich in nicht zu ferner Zukunft zur standardisierten Vorbehandlung führen werden.

4.1.5. Zusammenfassung

Karzinome der Gallengänge oder der Gallenblase sind selten. Die Chirurgie mit der vollständigen Tumorentfernung als R0-Resektion ist weiterhin die einzige kurative Therapieoption. Lokalisation und Ausdehnung des Tumors bestimmen das notwendige und mögliche operative Verfahren. Unter Umständen kann abschließend die Resektabilität erst intraoperativ bestimmt werden. Diagnostik und Therapie der CCC sollten in spezialisierten Zentren für hepatobiliäre Erkrankungen im interdisziplinären Team erfolgen. Neoadjuvante Therapiekonzepte sind zurzeit noch nicht mit hoher Evidenz belegt, dürfen aber erwartet werden.

Literatur

1. Rizvi S, Khan SA, Hallemeier CL, Kelley RK, Gores GJ. Cholangiocarcinoma – evolving concepts and therapeutic strategies. Nat Rev Clin Oncol. 2018;15(2):95-111.

2. Seehofer D, Neuhaus P. Gallengangs-und Gallenblasenkarzinom. Allgemein- und Viszeralchirurgie up2date 2009;1:41-60.

3. Glanemann M, Eisele RM, Gäbelein G. Gallengangs- und Gallenblasenkarzinom. Allgemein- und Viszeralchirurgie up2date 2017;11:485-505.

4. Oliveira IS, Kilcoyne A, Everett JM et al. Cholangiocarcinoma: classification, diagnosis, staging, imaging features, and management. Abdom Radiol (NY). 2017;42(6): 1637-1649.

5. Blechacz B. Cholangiocarcinoma: Current Knowledge and New Developments. Gut Liver. 2017;11(1):13-26.

6. Quinn LM, Dunne DFJ, Jones RP, Poston GJ, Malik HZ, Fenwick SW. Optimal perioperative care in perihilar cholangiocarcinoma resection. Eur Surg. 2018;50 (3):93-99.

7. Valle JW, Borbath I, Khan SA et al. Biliary cancer: ESMO Clinical Practice Guidelines for diagnosis, treatment and follow-up. Ann Oncol. 2016;27(suppl 5):v28-37.

8. Endo I, Gonen M, Yopp AC, Dalal KM, Zhou Q, Klimstra D, D'Angelica M, DeMatteo RP, Fong Y, Schwartz L, Kemeny N, O'Reilly E, Abou-Alfa GK, Shimada H, Blumgart LH, Jarnagin WR. Intrahepatic cholangiocarcinoma: rising frequency, improved survival, and determinants of outcome after resection. Ann Surg. 2008; 248:84-96.

9. Kitagawa Y, Nagino N, Kamiya J, Uesaka K, Sano T, Yamamoto H, Hayakawa N, Nimura Y. Lymph node metastasis from hilar cholangiocarcinoma: audit of 110 patients who underwent regional and paraaortic node dissection. Ann Surg. 2001;233:385-392.

10. Goetze TO, Paolucci V. Adequate extent in radical reresection of incidental gallbladder carcinoma: analysis of the German Registry. Surg Endosc. 2010;24(9):2156-64.

11. Mise Y, Passot G, Wang X, Chen HC, Wei S, Brudvik KW, Aloia TA, Conrad C, Huang SY, Vauthey JN. A nomogram to predict hypertrophy of liver segments 2 and 3 after right portal vein embolization. J Gastrointest Surg. 2016;20:1317-1323.

13. Vivarelli M, Vincenzi P, Montalti R, Fava G, Tavio M, Coletta M, Vecchi A, Nicolini D, Agostini A, Ahmed EA, Giovagnoni A, Mocchegiani F. ALPPS Procedure for Extended Liver Resections: A Single Centre Experience and a Systematic Review. PLoS One. 2015 23;10(12): e0144019.

14. Jarnagin WR, Fong Y, DeMatteo RP et al. Staging, resectability, and outcome in 225 patients with hilar cholangiocarcinoma. Ann Surg. 2001;234(4):507-17; discussion 517-519.

15. Hepatobiliäre und Pankreastumoren – Interdisziplinäres Vorgehen. Matthias Birth, Springer [Internet, zitiert 20. September 2018].

16. Chang DK, Jamieson NB, Johns AL et al. Histomolecular phenotypes and outcome in adenocarcinoma of the ampulla of vater. J Clin Oncol. 2013;31(10):1348-56.

17. Jimenez RE, Fernandez-del Castillo C, Rattner DW, Chang Y, Warshaw AL. Outcome of pancreaticoduodenectomy with pylorus preservation or with antrectomy in the treatment of chronic pancreatitis. Ann Surg. 2000; 231(3):293-300.

18. Chin KM, Di Martino M, Syn N, Ielpo B, Hilal MA, Goh BKP, Koh YX, Prieto M. Re-appraising the role of lymph node status in predicting survival in resected distal cholangiocarcinoma – A meta-analysis and systematic review. Eur J Surg Oncol. 2021;47(6):1267-1277.

19. Weismüller TJ. Role of Intraductal RFA: A Novel Tool in the Palliative Care of Perihilar Cholangiocarcinoma. Visc Med. 2021;37(1):39-47.

20. Sweeney J, Parikh N, El-Haddad G, Kis B. Ablation of Intrahepatic Cholangiocarcinoma. Semin Intervent Radiol. 2019;36(4):298-302.

21. Hyder O, Marsh JW, Salem R et al. Intra-arterial therapy for advanced intrahepatic cholangiocarcinoma: a multi-institutional analysis. Ann Surg Oncol. 2013;20 (12):3779-86.

22. Scheuermann U, Kaths J M, Heise M et al. Comparison of resection and transarterial chemoembolisation in the treatment of advanced intrahepatic cholangiocarcinoma—a single-center experience. Eur J Surg Oncol. 2013;39(06):593-600.

23. Al-Adra DP, Gill RS, Axford SJ et al. Treatment of unresectable intrahepatic cholangiocar cinoma with yttrium-90 radioembolization: a systematic review and pooled analysis. Eur J Surg Oncol. 2015;41(1):120-7.

24. Le Roy B, Gelli M, Pittau G et al. Neoadjuvant chemotherapy for initially unresectable intrahepatic cholangiocarcinoma. Br J Surg. 2018;105(7):839-47.

4.2. Endoskopische und perkutane Drainage, lokale intraduktale Therapieverfahren

4.2.1. Einleitung

> Eine effektive und komplikationsfreie Drainage trägt bei Patienten mit einem CCA ganz erheblich zur Verringerung der Morbidität und besonders auch zur Verlängerung der Überlebenszeit bei.

Diese Therapie ist aber nicht ohne Gefahr für den Patienten: Eine ineffektive Drainage kann beispielsweise zu einer Infektion und Cholangitis führen, womit wiederum eine Verschlechterung der klinischen Situation und bisweilen auch der Prognose einhergehen kann.

Es sind grundsätzlich drei Indikationsbereiche für eine Drainage bei CCA zu unterscheiden:

- die präoperative Drainage bei kurativ intendierter Resektion
- die kurativ intendierte Therapie mit einer Kombination aus medikamentöser und chirurgischer Therapie (z.B. im Sinne neoadjuvanter Therapiekonzepte) und
- die Drainage im Rahmen einer palliativen Behandlung

Darüber hinaus ergänzen lokale Therapieverfahren das Behandlungsspektrum wie etwa die photodynamische Therapie (PDT) und die Radiofrequenzablation (RFA), die eine Therapieoption bei duktal manifesten Karzinomen darstellen, sowie die transarteriellen Verfahren, die möglicherweise bei intrahepatischen Tumoren eine Verbesserung der Palliation erreichen können.

Die Drainage kann transpapillär auf endoskopischem Weg eingebracht werden. Hier werden Metallstents, Plastikstents oder nasobiliäre Verweilsonden eingesetzt. Als Alternative stehen perkutane Drainageverfahren zur Verfügung. Mit Unterstützung der Endosonographie können zudem transmural – so beispielsweise transgastrisch oder transduodenal – Zugangswege zum Gallenwegssystem etabliert werden, die je nach Verschlusslokalisation gewählt werden können. Beim hilären CCA kann eine einseitige Drainage oder eine bilaterale bzw. trilaterale Drainage angestrebt werden.

4.2.2. Drainageverfahren beim CCA

Grundsätzlich ist bei der biliären Drainage der Zugangsweg zur Anlage des Drains und der Ort, in den die Galle abfließt, zu unterscheiden. So kann bei einem externen, perkutanen Zugangsweg die Ableitung nach außen/extern erfolgen (☞ Abb. 4.2a), d.h. die Galle wird in einen Ablaufbeutel nach außen abgeleitet. Kann die Tumorstenose überwunden werden und wird damit eine Ableitung nach intern möglich, sollte dies auch durch Einlage entsprechender Drainagematerialien ermöglicht werden (☞ Abb. 4.2b), da die Leberrege-

Level der Obstruktion	Tumorlokalisation	
Distale Obstruktion	Papilla Vateri/ periampullär	• Distaler Ductus hepatocholedochus • Pankreaskopf • Papilla Vateri • Duodenum
Proximale Obstruktion	Intrahepatische Gallenwege	• Perihiläres Cholangiokarzinom/Klatskin-Tumor • Gallenblase • Kompression durch Lymphknoten des Lig. hepatoduodenale • Lebermetastasen • Intrahepatisches Cholangiokarzinom

Tab. 4.1: Level der Obstruktion und Ort der Tumorlokalisation im pankreatobiliären System mit obstruktiver Cholestase.

neration und die die intestinale Barrierefunktion besser sind, wenn die Galle nach enteral abgeleitet werden kann. Es ist zudem möglich, eine interne Ableitung von außen anzulegen wie beispielsweise durch perkutanes Einbringen eines Metallstents (☞ Abb. 4.2c).

Wenn die endoskopische, retrograde Stenteinlage erfolgreich ist, ist natürlich eine interne Drainage gegeben. Auf endoskopischem Weg kann alternativ eine nasobiliäre Verweilsonde eingelegt werden, was nur kurzfristig sinnvoll erscheint und daher bei der tumorbedingten Obstruktion selten angewendet wird (☞ Tab. 4.2). In letzterem Fall besteht eine Ableitung nach extern durch eine transpapillär eingelegte Sonde, die durch Magen und Speiseröhre verläuft und nasal ausgeleitet wird.

Eine interne Ableitung, d.h. die Wiederherstellung einer physiologischen Gallenableitung nach enteral ist zudem im Tiermodell [1, 2] entscheidend für die Verbesserung der Leberregeneration und -funktion beizutragen.

4.2.3. Präoperative Drainage

Die präoperative Drainage erscheint vor dem Hintergrund dieser Erwägungen im Sinne einer Präkonditionierung vor einem großen Leberchirurgischen Eingriff sinnvoll, muss aber insofern abgewogen werden, als dass Komplikationen der Drainage das Behandlungsergebnis ggf. erheblich verschlechtern können.

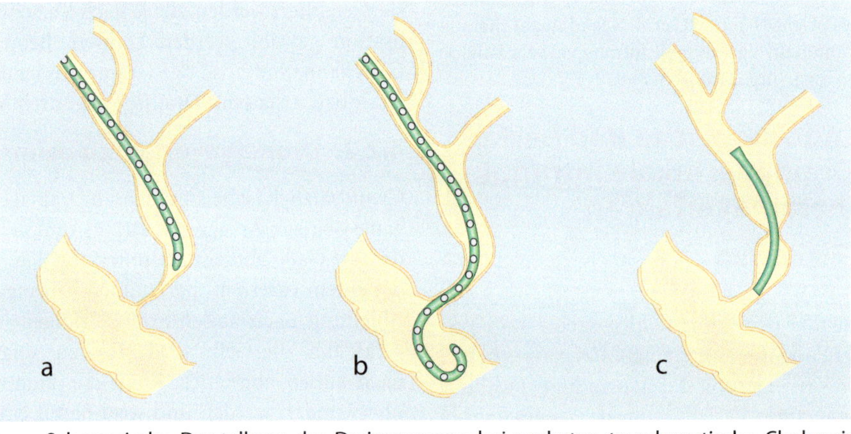

Abb. 4.2a-c: Schematische Darstellung der Drainagewege bei perkutan transhepatische Cholangiographie (PTCD). **a**: Ableitung nach extern, die tumorbedingte Stenose wird nicht überbrückt, **b**: Ableitung extern/intern, **c**: interne Drainage.

Drainagetyp	Externe Drainage	Extern/interne Drainage	Interne Drainage
Vorteile	• Druckgradient nach außen sorgt für eine hohe Flussrate • sterile Räume, d.h. der Weg in den unsterilen Darm wird nicht "geöffnet"	• interne oder externe Ableitung möglich • erhaltener Zugang zum biliären System auch bei interner Ableitung • verringerte Dislokationsgefahr	• hoher Patientenkomfort
Nachteile	• Dislokationsgefahr erhöht • Galleverlust mit Verlust des Flüssigkeitsvolumens, Natrium, Bikarbonat • mittelfristig Malabsorption • eingeschränkter Komfort für den Patienten		• erhöhte Infektionsgefahr, insbesondere bei Dislokation oder Okklusion

Tab. 4.2: Vor- und Nachteile eine internen, externen oder intern/externen biliären Drainage bei der tumorbedingten Gallenwegsobstruktion.

Die präoperative Drainage dient mehrfachen Zwecken:

- Zum einen soll durch die Wiederherstellung des Galleabflusses und die Senkung des Bilirubinlevels die Leberfunktion verbessert werden und damit ein verbessertes perioperatives Outcome erreicht werden [3]
- Darüber hinaus wird die Kontrastmittel-gestützte Visualisierung der Gallenwege zur Darstellung der intraduktalen Ausdehnung der hilären CCA genutzt

Bereits vor 30 Jahren wurde hierbei bereits die Kombination mit der Cholangioskopie gefordert, um die Resektabilität und die Resektionsgrenzen klarer zu definieren, als dies mit der alleinigen Duktographie möglich ist [4].

Weitgehend geklärt scheint die Situation beim distalen Cholangiokarzinom, bei dem keine große Leberresektion, sondern eine Pankreaskopfresektion und die Resektion des periampullär manifesten CCA erforderlich ist. Hier muss eine zeitnahe Resektion oder eine suffiziente endoskopische Drainage – in der Regel mit Metallstents – erfolgen [5]. Potenzielle Komplikationen der Gallenwegsdrainage werden vermieden, wenn zeitnah eine Operation erfolgen kann [6].

Der Stellenwert der präoperativen Drainage beim hilären Tumor ist trotz Studienergebnissen aus über 25 Jahren immer noch nicht geklärt. Klar scheint, dass das Risiko des postoperativen Leberversagens steigt, wenn die Größe des verbliebenen Leberanteils kleiner ist. Je kleiner die verbliebene Leber, desto wichtiger ist die optimale Funktion dieses Organanteils, und eine präoperative Drainage kann – insbesondere bei ausgeprägter Stauung und hohem Bilirubinwerten – zur Verbesserung der Funktion beitragen [7]. Die Drainage ist bei einem Teil der Patienten aber zweifelsfrei auch für Komplikationen wie etwa Infektionen verantwortlich [8]. In einer retrospektiven Kohortenstudie schien sogar die Mortalität erhöht, wenn präoperative eine Drainage angelegt worden war [9].

Allerdings gibt es klare Hinweise darauf, dass die Technik und Expertise zum Ergebnis wesentlich beitragen, wie etwa bei einer transpapillären vs. perkutanen Drainage. Allerdings ist durch Studien schwerlich zu klären, ob vorwiegend die Technik (z.B. ERCP vs. PTCD) oder auch die Expertise hinsichtlich der einen gegenüber anderen verglichenen Technik vor Ort Einfluss auf das Studienergebnis genommen hat. In einer randomisierten Studie bei Patienten aus Indien mit malignem Verschluss des Hilus hepatis war die PTCD mit einer besseren Drainage und weniger Komplikationen verbunden als die endoskopische Einlage eines Plastikstents erreichen ließ [10]. In einer randomisierten Studie aus Europa hingegen kam es zu einem vorzeitigen Abbruch, da die perkutane Drainage in vergleichbarer Indikation mit erhöhter Mortalität im Vergleich zur endoskopischen Ableitung einherging [11]. Weltweit betrachtet und mit Einfluss asiatischer Ergebnisse aus randomisierten Studien in die Metaanalyse, sind perkutane Drainageverfahen weniger komplikativ (Cholangitis, Pankreatitis) und effektiver als transpapilläre Drainagen und die Konversion von endoskopisch nach perkutaner Drainage war erheblich höher als umgekehrt [12].

Die infektiösen Komplikationen werden offensichtlich davon beeinflusst, wenn die Barrierefunktion der Papille Vateri durchbrochen wird. In einer retrospektiven Kohorte war die prä- und postoperative Infektion seltener, wenn die Galle nach außen abgeleitet und der Sphinkter intakt gelassen wurde [13].

Eine weitere seltene Komplikation ist die Impfmetastasierung. Hierbei kann ein Tumorzellverband durch die Drainage verschleppt werden – und dies könnte zumindest bei allen kurativen Therapiekonzepten wiederum eher für das Vorgehen mittels einer transpapillären Drainge sprechen [14].

4.2.4. Palliative Drainage

Die vorhandene Evidenz spricht dafür, dass die perkutane palliative Drainage beim hilären malignen Verschluss effektiver und komplikationsärmer ist als die endoskopische Drainage [15]. Trotzdem wird aus Gründen des höheren Patientenkomforts und der damit einhergehenden Lebensqualität oft die transpapilläre Drainage als primäre Therapieoption gewählt.

Eine zunehmende Attraktivität gewinnt die EUS-gesteuerte Gallenwegsdrainage, wobei diese beim Aufkommen der Methode vor allem nach frustranen endoskopischen Drainageversuch eingesetzt wurde [16]. Zunehmend werden auch eine Kombination der ERCP mit der EUS-Drainage oder die EUS-gesteuerte Drainage primär eingesetzt [17].

4.2.5. Lokal-ablative, intraduktale Verfahren

Bei primär intraduktaler Manifestation des CCA könnten lokal-ablative Verfahren wie die PDT (Photodynamische Therapie, ☞ Abb. 4.3) oder die RFA (Radiofrequenzablation, ☞ Abb. 4.4a+b und 4.5a+b) einen Überlebensvorteil bieten, auch wenn der Wirkmechanismus und der Stellenwert dieser Verfahren nicht unumstritten ist [18].

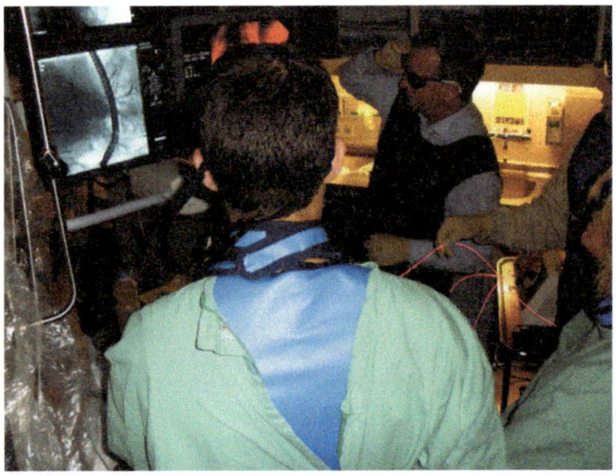

Abb. 4.3: Setting der photodynamischen Therapie (PDT) mit gut erkennbarer aktiver Laserfaser.

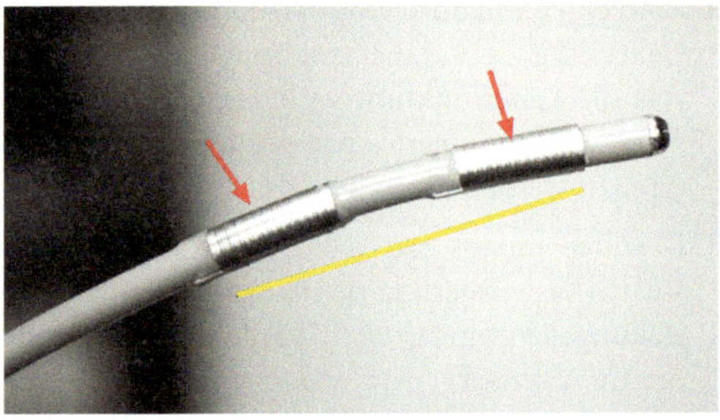

a

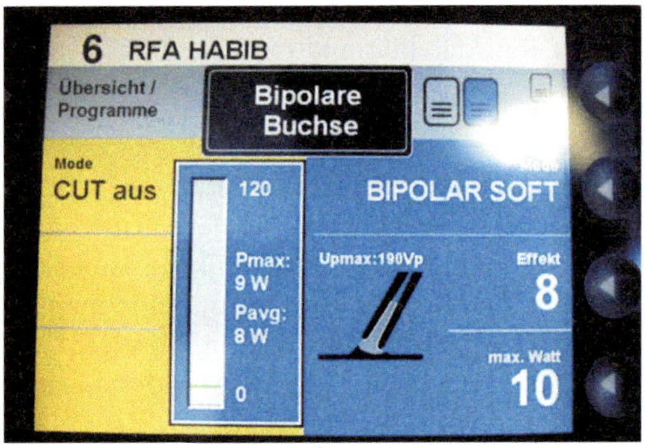

b

Abb. 4.4a+b: Bipolare Sonde zur Radiofrequenzablation (RFA, **a**) und Setting am HF-Stromgenerator (**b**).

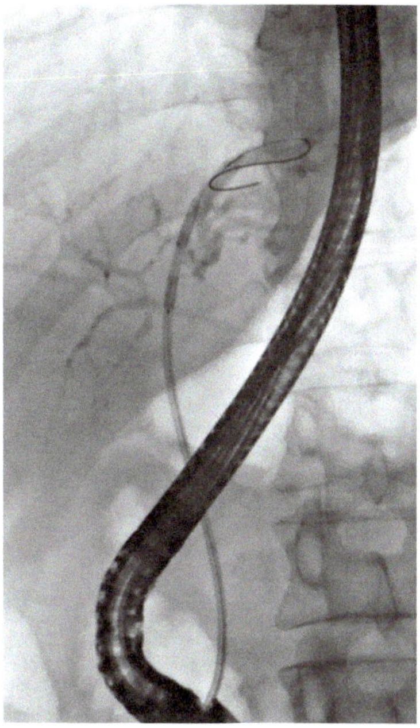

a

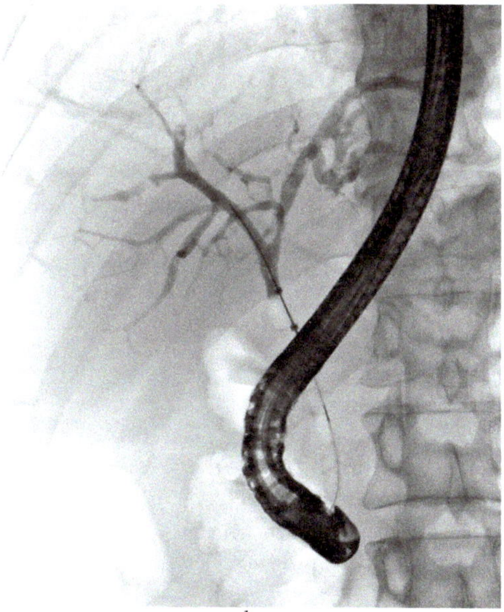

b

Abb. 4.5a+b: **a**: ERCP bei einem 53-jährigen Patienten mit einliegender RFA-Sonde zur Behandlung der irresektablen hilären Stenose durch ein gesichertes CCA. Begleitend erfolgte eine Chemotherapie mit Gem/Cis. Insgesamt sind zwei RFA-Sitzungen, jeweils ein Jahr getrennt voneinander, durchgeführt worden. **b**: ERCP mit Ergebnis nach der zweiten RFA-Sitzung. Die Gallenwege sind im Hilus hepatis nun wieder durchgängig, und die Tumorstenose ist nahezu verschwunden.

Bereits nach den ersten randomisierten Untersuchungen zur PDT war die Frage aufgekommen, ob eher der zytoreduktive Effekt oder die bessere Drainage und reduzierte Cholangitisgefahr das Überleben verbessern halfen. Zwei randomisierte Studien haben einen Überlebensvorteil für die PDT gegenüber der alleinigen Stenttherapie zeigen können, allerdings in kleinen Kollektiven von 39 bzw. 32 Patienten [19, 20]. Heute scheint das *Outcome* durch die PDT etwas stärker als durch die RFA verbesser zu werden, und beide Verfahren scheinen der alleinigen Stenttherapie überlegen [21].

Literatur

1. Saiki S, Chijiiwa K, Komura M et al. Preoperative internal biliary drainage is superior to external biliary drainage in liver regeneration and function after hepatectomy in obstructive jaundiced rats. Ann Surg 1999;230: 655-662.

2. Suzuki H, Iyomasa S, Nimura Y, Yoshida S. Internal biliary drainage, unlike external drainage, does not suppress the regeneration of cholestatic rat liver after partial hepatectomy. Hepatology 1994;20:1318-1322.

3. She WH, Cheung TT, Ma KWet al. Defining the optimal bilirubin level before hepatectomy for hilar cholangiocarcinoma. BMC Cancer 2020;20:914

4. Nimura Y. Staging of biliary carcinoma: cholangiography and cholangioscopy. Endoscopy 1993;25(1):76-80.

5. Hatfield AR, Tobias R, Terblanche J et al. Preoperative external biliary drainage in obstructive jaundice. A prospective controlled clinical trial. Lancet 1982;2(8304): 896-9.

6. van der Gaag NA, Rauws EA, van Eijck CH et al. Preoperative biliary drainage for cancer of the head of the pancreas. N Engl J Med 2010;362(2):129-37.

7. Teng F, Tang YY, Dai JL et al. The effect and safety of preoperative biliary drainage in patients with hilar cholangiocarcinoma: an updated meta-analysis. World J Surg Oncol 2020;18(1):174.

8. Ramanathan R, Borrebach J, Tohme Set al. Preoperative Biliary Drainage Is Associated with Increased Complications After Liver Resection for Proximal Cholangiocarcinoma. J Gastrointest Surg 2018;22(11):1950-1957.

9. Navaneethan U, Zhu X, Parsi MA, Varadarajulu S. Pre-operative biliary drainage is associated with shortened survival time in patients with cholangiocarcinoma. Gastroenterol Rep (Oxf). 2019;7(3):185-192.

10. Saluja SS, Gulati M, Garg PK et al. Endoscopic or percutaneous biliary drainage for gallbladder cancer: a ran-

domized trial and quality of life assessment. Clin Gastroenterol Hepatol 2008;6(8):944-950

11. Coelen RJS, Roos E, Wiggers JK et al. Endoscopic versus percutaneous biliary drainage in patients with resectable perihilar cholangiocarcinoma: a multicentre, randomised controlled trial. Lancet Gastroenterol Hepatol 2018;3(10):681-690.

12. Chen GF, Yu WD, Wang JR et al. The methods of preoperative biliary drainage for resectable hilar cholangiocarcinoma patients: A protocol for systematic review and meta analysis. Medicine (Baltimore) 2020;99(21): e20237.

13. Kariya CM, Wach MW, Ruff SM et al. Postbiliary drainage rates of cholangitis are impacted by procedural technique for patients with supra-ampullary cholangiocarcinoma: A SEER-Medicare analysis. J Surg Oncol 2019;120(2):249-255.

14. Wang L, Lin N, Xin F et al. A Systematic Review of the Comparison of the Incidence of Seeding Metastasis between Endoscopic Biliary Drainage and Percutaneous Transhepatic Biliary Drainage for Resectable Malignant Biliary Obstruction. World J Surg Oncol 2019;17:116.

15. Moole H, Dharmapuri S, Duvvuri A et al. Endoscopic versus percutaneous biliary drainage in palliation of advanced malignant hilar obstruction: a meta-analysis and systematic review. Can J Gastroenterol Hepatol 2016; 2016:4726078.

16. Sharaiha RZ, Khan MA, Kamal F et al. Efficacy and safety of EUS-guided biliary drainage in comparison with percutaneous biliary drainage when ERCP fails: a systematic review and meta-analysis. Gastrointest Endosc 2017;85(5)904-914.

17. Kongkam P, Orprayoon T, Boonmee C et al. ERCP plus endoscopic ultrasound-guided biliary drainage versus percutaneous transhepatic biliary drainage for malignant hilar biliary obstruction: a multicenter observational open-label study. Endoscopy 2021;53(01):55-62.

18. Cha BH, Jang MJ, Lee SH. Survival Benefit of Intraductal Radiofrequency Ablation for Malignant Biliary Obstruction: A Systematic Review with MetaAnalysis. Clin Endosc 2021;54(1):100-106.

19. Zoepf T, Jakobs R, Arnold JC et al. Palliation of nonresectable bile duct cancer: improved survival after photodynamic therapy. Am J Gastroenterol 2005;100:2426-2430.

20. Ortner ME, Caca K, Berr F et al. Successful photodynamic therapy for nonresectable cholangiocarcinoma: a randomized prospective study. Gastroenterology 2003; 125:1355-1363.

21. Mohan BP, Chandan S, Khan SR et al. Photodynamic Therapy (PDT), Radiofrequency Ablation (RFA) With Biliary Stents in Palliative Treatment of Unresectable Extrahepatic Cholangiocarcinoma: A Systematic Review. J Clin Gastroenterol 2021, doi: 10.1097/MCG.0000000000001524

4.3. Medikamentöse Tumortherapie

4.3.1. Einleitung

Bei nicht resektablen Cholangiokarzinomen stellt die palliative Systemtherapie nach wie vor die Therapie der Wahl dar. In diesem Kapitel soll auf den aktuellen Therapiestandard in der Erst- und Zweitlinie sowie perspektivische Optionen in der zytostatischen Chemotherapie eingegangen werden. Zudem soll der aktuelle Stand von neoadjuvanten und adjuvanten Therapiekonzepten dargestellt werden. Die schlechte Prognose mit einem 5-Jahres-Überleben von nur ca. 20 % trotz initialer OP in kurativer Intention unterstreicht die hohe Bedeutung der Bestrebungen, die Prognose durch neoadjuvante und adjuvante Therapiekonzepte zu verbessern [1].

4.3.2. Neoadjuvante Therapie

Für eine neoadjuvante Therapie existiert bislang keine Evidenz. Aktuell rekrutiert in Deutschland die **GAIN-Studie** der AIO, welche einen potentiellen Effekt der neoadjuvanten Gabe von Gemcitabin und Cisplatin (GemCis) bei Gallenwegskarzinomen untersucht und die auch inzidentelle Gallenblasenkarzinome (GBCA) nach einfacher Cholezystektomie einschließt.

Daneben ist zum Zeitpunkt der Entstehung dieses Kapitels zeitnah der Rekrutierungsbeginn für die **NEOBIL-Studie** geplant. Im Rahmen dieser Studie sollen die Machbarkeit und Sicherheit einer neoadjuvanten Therapie des resektablen CCA mit Bintrafusp alfa untersucht werden. Dieser bifunktionale Antikörper bindet nicht nur an PD-L1 (*programmed cell death ligand* 1), sondern auch verschiedene TGF (*transforming growth factor*)-β-Signalmoleküle und soll damit die von diesen vermittelte Immunsuppression hemmen [2].

4.3.3. Adjuvante Therapie

Der Nutzen einer adjuvanten Therapie bei Cholangiokarzinomen (CCA) wurde in den letzten 20 Jahren intensiv untersucht. Die Daten zeigen interessanter Weise unterschiedliche Ansprechraten je nach Lokalisation des Karzinoms. So unterscheidet sich beispielsweise das Gallenblasenkarzinom (GBCA) im Vergleich zu den anderen Tumoren des biliären Abflusstrakts durch eine hohe Zahl an inzidentellen Diagnosen: ca. 50 % der GBCA werden im Rahmen von nicht onkologisch geplanten Cholezystektomien diagnostiziert [3, 4]. In diesen Fällen wird ab dem Stadium 1b zunächst eine Nachresektion empfohlen [5, 6]. Ob eine anschließende adjuvante Chemotherapie einen Vorteil im Gesamtüberleben bringt, wird intensiv diskutiert.

2002 wurde erstmals eine multizentrische Phase III-Studie zur adjuvanten Therapie veröffentlicht. In der Studie von Takada und Kollegen wurde Mitomycin in der Kombination mit 5-FU vs. *Surveillance* bei GBCA (n=140), intra- und extrahepatischen CCA (n=139), Karzinomen der Ampulla Vateri (ACA, n=56) und auch bei Pankreaskarzinomen (n=173) getestet. Hierbei fand sich nur bei GBCA ein signifikanter Vorteil im 5-Jahres Überleben für die adjuvante Therapie (26 % vs. 14,4 %, p=0,037), welche auf Grund einer zu niedrigen statistischen Power jedoch nicht zur Einführung dieses Vorgehens als Therapiestandard führte.

In den folgenden Jahren erschienen einige Phase II-Studien, welche zusammen mit Daten des SEER-Registers in einer Meta-Analyse mit 6.712 Patienten zusammengefasst wurden. In dieser Analyse konnte ein Trend, jedoch kein signifikanter Überlebensvorteil zu Gunsten einer adjuvanten Therapie gezeigt werden (p=0,06). Signifikant wurde der Vorteil in der Gruppe der N1- und R1-resezierten Patienten. Ein Unterschied zwischen GBCA und CCA wurde nicht festgestellt. Da die Studie sehr heterogene Daten einschließlich Studien mit Strahlentherapie einschloss, waren Phase III-Daten zu Gallenwegskarzinomen jedoch weiterhin notwendig. Diese kamen dann 2016 mit dem **ESPAC-3 Trial** (297 ACA, 96 CCA, 35 andere), der 5-FU vs. Gemcitabin vs. *Surveillance* verglich, sowie 2018 dem **BCAT Trial** (102 pCCA, 123 dCCA), der Gemcitabin vs. *Surveillance* testete. Beide Studien fielen negativ aus: Ein Unterschied im Gesamt- (OS) sowie im Rezidiv-freien Überleben (RFS) konnte nicht gezeigt werden, so dass weiterhin keine Evidenz-basierte Empfehlung zu einer adjuvanten Therapie gegeben werden konnte.

2019 wurden dann zwei weitere große europäische Multicenter-Phase III-Studien veröffentlicht: Zum einen untersuchte die französische **PRODIGE-12-Studie** die adjuvante Gabe von Gemcitabin und Oxaliplatin an insgesamt 194 Patienten (86 iCCA, 15 pCCA, 55 dCCA, 38 GBCA). Die Studie fiel ebenfalls negativ aus und zeigte in der Subgruppenanalyse bei den GBCA sogar einen deutlichen Überlebensvorteil zu Gunsten der *Surveillance* mit einer *Hazard Ratio* (HR) von 2,56 für das RFS sowie 3,40 für das OS, was einen beachtlichen Unterschied zu den HR der CCA darstellte mit einem RFS von 0,60-0,72 und einem OS von 0,70-0,93.

Ebenfalls 2019 veröffentlicht wurden Daten der fast doppelt so großen britischen **BILCAP-Studie**, welche den Effekt von Capecitabin in der adjuvanten Therapie untersuchte (46 iCCA, 128 pCCA, 156 dCCA, 79 GBCA) [7]. In der Capecitabin-Gruppe zeigte sich ein verlängertes OS von 51,1 vs. 36,4 Monaten, was jedoch nicht signifikant war (p=0,097), so dass auch diese Studie ihren primären Endpunkt verfehlte. Die Autoren führten noch eine Protokoll-spezifische Subgruppen-Analyse durch mit Adjustierung an N-Status, Geschlecht und Grading, wonach sich ein signifikant verlängertes OS von 53 vs. 36 Monate ergab (HR 0,75, p=0,028). Bei der Bewertung der BILCAP-Daten wird die Wichtigkeit der Subgruppen-Analyse nach Lokalisation ebenfalls deutlich: So ist der Überlebensvorteil in der Capecitabin-Gruppe am stärksten für iCCA (HR 0,65) und dCCA (0,70), wohingegen die HR für GBCA nur 0,84 betrug und pCCA-Patienten anscheinend nicht von der adjuvanten Therapie zu profitieren scheinen (1,08). Zudem ist eine relevante Nebenwirkungsrate von 44 % Grad 3-Ereignissen in der Capecitabin-Gruppe sowie die Tatsache zu beachten, dass größtenteils (60 %) Tumoren im TNM-Stadium II eingeschlossen wurden. Die Interpretation der Studie muss somit differenziert erfolgen, und die Indikation zur adjuvanten Therapie sollte im Einzelfall nach interdisziplinärer Diskussion sowie in Absprache mit dem Patienten erfolgen.

Basierend auf den Daten der BILCAP-Studie hat die *American Society of Clinical Oncology* (ASCO) in ihrer Leitlinie 2019 eine Empfehlung zur adjuvanten Therapie mit Capecitabin bei CCA gegeben [8]. Eine Evidenz-basierte, stadienabhängige Empfehlung zur adjuvanten Therapie bei GBCA existiert bislang noch nicht. In einer 2018 veröffentlichten, großen retrospektiven Studie zu GBCA aus den USA mit Einschluss von Daten aus 10 Zentren (445 Patienten) zeigte sich ein Überlebensvorteil für eine adjuvante Therapie nur bei inzidentell gefundenen GBCA im AJCC-Stadium III [9]. Dies unterstreicht die Notwendigkeit weiterer prospektiver, nach Stadien stratifizierten Untersuchungen zur adjuvanten Therapie bei GBCA.

In Zusammenschau sollte bei allen CCA-Subtypen ein Studieneinschluss geprüft werden, um mehr Evidenz für die Bedeutung der adjuvanten Therapie bei CCA zu schaffen. Dies kann beispielsweise in der **ACTICCA-Studie** (initial Gemcitabin/Cisplatin vs. *Surveillance*) der AIO erfolgen, in welcher der *Surveillance*-Arm nach Veröffentlichung der BILCAP-Daten durch Capecitabin ersetzt wurde. Zu beachten ist, dass im Rahmen der ACTICCA-Studie eine längere Gabe der Chemotherapie (18x Gemcitabin/Cisplatin) als in der PRODIGE-12-Studie erfolgt (12x Gemcitabin/Oxaliplatin).

4.3.4. Palliative Therapie

4.3.4.1. Erstlinientherapie

Glimelius und Kollegen konnten 1996 erstmals in einer kleinen Studie (5-FU ± Etoposid vs. *Best Supportive Care* [BSC]) zeigen, dass Chemotherapie das Überleben sowie die Lebensqualität bei Patienten mit Gallenwegs- (n=37) und Pankreaskarzinomen (n=53) verlängern kann [10]. In der Folge gab es zunächst einige Phase II-Studien, welche einen Überlebensvorteil für Gemcitabin vs. BSC bei BTC zeigten [11]. 2010 wurden dann Phase III-Studien aus Großbritannien (ABC-02 Trial, 410 Patienten) und Japan (BT-22 Trial, 83 Patienten) publiziert, welche einen deutlichen Überlebensvorteil zu Gunsten einer Therapie mit Gemcitabin + Cisplatin vs. Gemcitabin erbrachten [12, 13]. In der Subgruppen-Analyse sieht man im Vergleich zu den adjuvanten Daten der BILCAP-Studie ein sehr einheitliches Bild: Alle anatomischen Subklassen profitieren im gleichen Maße von der Kombinationstherapie. Die HR schwankt in einer Meta-Analyse der beiden Studien zwischen 0,61 bei den iCCA und 0,67 bei den GBCA [14]. Ebenfalls 2010 publiziert wurde eine Multicenter-Studie aus Indien, welche nur GBCA-Patienten einschloss (n=81) und 5-FU vs. Gemcitabin/Oxaliplatin vs. BSC verglich. Interessanterweise zeigte sich hier kein Überlebensvorteil von 5-FU vs. BSC (4,6 vs. 4,5 Monate), wohingegen Gemcitabin/Oxaliplatin das Überleben deutlich verlängerte (9,5 Monate) [15].

Die Kombinationstherapie mit Gemcitabin und Cisplatin bildet seit der Veröffentlichung dieser Studien den Standard in der Therapie von BTC.

Bei ECOG 2-Patienten kann Gemcitabin als Monotherapie gegeben werden, bei Niereninsuffizienz eine Therapie mit Gemcitabin und Oxaliplatin entsprechend den aktuellen Empfehlungen der ESMO erfolgen [16]. In einer japanischen Studie wurde zudem die Kombination von Gemcitabin und S1, einem oralen Fluoropyrimidin, mit Gemcitabin/Cisplatin verglichen. In diesem **FUGA-BT Trial** konnte für die erstgenannte Kombination eine Nicht-Unterlegenheit in Bezug auf Progressionsfreies Überleben und Gesamtüberleben gezeigt werden, so dass hier bei Platin-Unverträglichkeit eine weitere Erstlinienoption besteht [17].

4.3.4.2. Zweitlinientherapie

Bis vor kurzem gab es keine vollständig publizierte Phase III-Studie, welche einen Überlebensvorteil für eine Chemotherapie in der zweiten Linie bei BTC zeigen konnte. Die bislang publizierten Phase II-Daten lassen jedoch darauf schließen, dass insbesondere Patienten in einem guten Allgemeinzustand (ECOG 0-1) sowie Patienten mit gutem Ansprechen auf die Erstlinientherapie und Patienten mit initialer Resektion tendenziell eher von einer zweiten Linie profitieren [18]. Lamarca und Kollegen veröffentlichten vor Kurzem die Daten der **ABC-06-Studie**, einer randomisierten Phase III-Studie aus Großbritannien, in der sowohl Patienten mit CCA unterschiedlicher anatomischer Primärtumorlokalisation als auch wenige Patienten mit ampullärem Adenokarzinom nach Progression auf eine Erstlinientherapie mit GemCis eingeschlossen wurden [19]. Es erfolgte entweder eine Behandlung mit FOLFOX (Oxaliplatin 85 mg/m^2, Folinsäure 350 mg, 5-Fluorouracil 400 mg/m^2 [Bolus], gefolgt von infusionalem 5-Fluorouracil 2.400 mg/m^2 über 2 Tage; Wiederholung Tag 15; maximale Therapiedauer 6 Monate) oder eine Beobachtung. Der primäre Endpunkt der Studie war das Gesamtüberleben. Insgesamt wurden 162 Patienten (iCCA, n=72; eCCA, n=45; GBCA, n=34 und ampulläres Adenokarzinom, n=11) im Zeitraum von 2014 bis 2018 1:1 randomisiert. Patienten, die mit FOLFOX behandelt wurden, überlebten im Median 6,2 Monate vs. 5,3 Monate im Beobachtungsarm (adjustierte *Hazard*

Ratio 0,69; 95 %-Konfidenzintervall 0,5-0,97; p=0,031). Nach 12 Monaten lebten noch 50,6 % der Patienten im FOLFOX-Arm, jedoch nur noch 25,9 % im Beobachtungsarm. Im FOLFOX-Arm trat bei 69 % der Patienten eine Nebenwirkung ≥Grad 3 und im Beobachtungsarm bei 52 % der Patienten auf.

Die Therapie mit FOLFOX stellt derzeit somit die einzige Therapieoption dar, für die eine positive Phase III-Studie vorliegt. Der absolute Gewinn an Überlebenszeit fällt mit einem Delta von 27 Tagen denkbar gering aus. Deutlicher wird der Nutzen bei Betrachtung der überlebenden Patienten nach 12 Monaten, insbesondere vor dem Hintergrund einer maximalen FOLFOX-Therapiedauer von 6 Monaten.

Da für andere Substanzen/Regime keine randomisierten Phase III-Daten vorliegen, stellt somit FOLFOX bis auf weiteres den Zweitlinien-Therapiestandard dar.

Hauptkritikpunkt der Studie ist die relative kurze Dauer der Erstlinientherapie mit GemCis in beiden Armen. Diese lag im Median bei 4,8 bzw. 4,9 Monaten. Im Praxisalltag wird die Therapie mit GemCis jedoch häufiger deutlich länger durchgeführt, und insbesondere bei Pausierung der Therapie aufgrund eines guten Ansprechens erfolgt in der Regel zunächst die Wiederaufnahme der Behandlung mit GemCis anstatt der Einleitung einer Zweitlinientherapie mit FOLFOX. Auf dem ASCO-Kongress 2021 wurden die Daten der koreanischen **NIFTY-Studie** vorgestellt. In diese randomisierte Phase II-Studie wurden 178 Patienten mit CCA nach Versagen einer Erstlinientherapie mit GemCis eingeschlossen und entweder mit liposomalem Irinotecan (nal-Iri) und infusionalem 5-FU oder nur mit infusionalem 5-FU behandelt [20]. Der primäre Endpunkt der Studie, das progressionsfreie Überleben in der zentralen Auswertung, war im experiementellen nal-Iri/5-FU-Arm mit 7,1 Monaten vs. 1,4 Monaten (*Hazard Ratio* 0,56; 95 % Konfidenzintervall 0,39-0,81; p= 0,0019) deutlich verbessert. Ebenfalls konnte im experimentellen Arm das Geamtüberleben mit 8,6 Monaten vs. 5,5 Monaten (*Hazard Ratio* 0,68; 95 % Konfidenzintervall 0,48-0,98; p=0,0349) deutlich verlängert warden. Die Daten sind somit eindrucksvoll, bedürfen jedoch einer Bestätigung in weiteren Studien. Bis dahin sollte die Zweitlinientherapie wenn möglich im Rahmen von Studien erfolgen wie z.B. der aktuell rekrutierenden AIO-Studien **IRIBIL** und **NALIRICC** (☞ Tab. 4.3).

4.3.5. Aktuell laufende Studien zur zytostatischen Therapie

Aufgrund der etablierten Dreifachkombination bei anderen gastrointestinalen Tumoren wie beispielsweise dem kolorektalen Karzinom, dem Magen- oder dem Pankreaskarzinom wird hier eine potentielle Wirksamkeit auch bei BTC untersucht. 2018 wurden auf dem ASCO Daten einer Phase II-Studie aus Japan gezeigt, welche Gemcitabin + Cisplatin + S1 vs. Gemcitabin + Cisplatin verglich und einen signifikanten Vorteil im OS für die Dreifachkombination ergab von 13,5 vs. 12,6 Monaten (p= 0,046) [21]. Zudem wurden 2019 Daten einer Pha-

Studiendesign	Phase	Sponsor	Linie	ID
SIRT + Durvalumab vs. SIRT + Durvalumab und Tremelilumab bei iCCA (IMMUWHY)	II	AIO	Erstline	2018-004778-81 (EUDRACT)
Gem/Cis ± M7824	II/III	EMD Serono	Erstline	NCT04066491
Nal-IRI + 5-FU vs. 5-FU (NALIRICC)	II	AIO	Zweitline	NCT03043547
FOLFIRI vs 5-FU (IRIBIL)	II	AIO	Zweitline	
Gem/Cis vs. Capecitabin (ACTICCA-1)	III	UKE	adjuvant	NCT02170090
Gem/Cis prä-OP ±adjuvante Therapie (GAIN)	III	AIO	neoadjuvant	

Tab. 4.3: Aktuell in Deutschland rekrutierende Studien mit Einschluss von Cholangiokarzinomen. Quellen: AIO, ClinicalTrials.gov. **Cis**: Cisplatin, **Gem**: Gemcitabin, **M7824**: Bifunktionaler PD-L1/TGF-β-Antikörper (Bintrafusp alfa), **Nal-IRI**: Nanoliposomales pegyliertes Irinotecan, **5-FU**: 5-Fluoruracil, **UKE**: Universitätsklinikum Hamburg-Eppendorf.

se II-Studie aus den USA veröffentlicht, welche ein OS von 19,2 Monaten mit der Kombination Gemcitabin + Cisplatin + nab-Paclitaxel erreichte [22]. Dies soll nun in einer Phase III-Studie überprüft werden. Aktuell rekrutiert zudem die AMEBICA Studie in Frankreich, welche mFOLFIRINOX vs. Gemcitabin + Cisplatin vergleicht. Allgemein gilt zu beachten, dass die Dreifachkombinationen mit einer erhöhten Toxizität einhergehen. Die bislang publizierten Daten weisen jedoch darauf hin, dass eine Dreifachkombination zukünftig für bestimmte Patientengruppen eine Rolle spielen könnte.

Protokolle

- Erstlinie: Gemcitabin und Cisplatin (analog ABC-02 Trial [12])

Substanz	Dosis	Applikationsform	Therapietage
Cisplatin	25 mg/ qm	Infusion in 250 ml NaCl 0,9 % über 60 min	d1, d8 Wdh. d 22
Gemcitabin	1.000 mg/ qm	Infusion in 250 ml NaCl 0,9 % über 30 min	d1, d8 Wdh. d22

- Adjuvante Therapie: Capecitabin (analog BILCAP-Trial [7])

Substanz	Dosis	Applikationsform	Therapietage
Capecitabin	1.250 mg/ qm	p.o.	d1-d14 Wdh. d22 8 Zyklen

Literatur

1. DeOliveira ML et al. Cholangiocarcinoma: thirty-one-year experience with 564 patients at a single institution. Ann Surg. 2007;245:755-62.

2. Strauss J et al. Phase I Trial of M7824 (MSB0011359C), a Bifunctional Fusion Protein Targeting PD-L1 and TGFβ, in Advanced Solid Tumors. Clin Cancer Res. 20178;24:1287-1295.

3. Fuks D et al. Incidental Gallbladder Cancer by the AFC-GBC-2009 Study Group. World J Surg. 2011;35: 1887-1897.

4. Duffy, A. et al. Gallbladder cancer (GBC): 10-year experience at Memorial Sloan-Kettering Cancer Centre (MSKCC). J Surg Oncol. 2008;98:485-489.

5. Abramson MA et al. Radical resection for T1b gallbladder cancer: a decision analysis. HPB (Oxford). 2009; 11:656-663.

6. Aloia TA et al. Gallbladder Cancer: expert consensus statement. HPB (Oxford). 2015;17:681-690.

7. Primrose JN et al. Capecitabine compared with observation in resected biliary tract cancer (BILCAP): a randomised, controlled, multicentre, phase 3 study. Lancet Oncol. 2019;20:663-673.

8. Shroff RT et al. Adjuvant therapy for resected biliary tract cancer: ASCO clinical practice guideline. J Clin Oncol. 2019;37:1015-1027.

9. Ethun CG et al. Pathologic and Prognostic Implications of Incidental versus Nonincidental Gallbladder Cancer: A 10-Institution Study from the United States Extrahepatic Biliary Malignancy Consortium. Am Surg. 2017;83:679-686.

10. Glimelius B et al. Chemotherapy improves survival and quality of life in advanced pancreatic and biliary cancer. Ann Oncol. 1996;7:593-600.

11. Dingle BH et al. The role of gemcitabine in the treatment of cholangiocarcinoma and gallbladder cancer: a systematic review. Can J Gastroenterol. 2005;19:711-6.

12. Valle J et al. Cisplatin plus gemcitabine versus gemcitabine for biliary tract cancer. N Engl J Med. 2010;362: 1273-81.

13. Okusaka T. et al. Gemcitabine alone or in combination with cisplatin in patients with biliary tract cancer: a comparative multicentre study in Japan. Br J Cancer. 2010;103:469-74.

14. Valle JW et al. Cisplatin and gemcitabine for advanced biliary tract cancer: a meta-analysis of two randomised trials. Ann Oncol. 2014;25:391-398.

15. Sharma A et al. Best Supportive Care Compared With Chemotherapy for Unresectable Gall Bladder Cancer: A Randomized Controlled Study. J Clin Oncol. 2010;28: 4581-4586.

16. Valle JW et al. Biliary cancer: ESMO Clinical Practice Guidelines for diagnosis, treatment and follow-up. Ann Oncol. 2016;27:v28-v37.

17. Morizane C. et al. Combination gemcitabine plus S-1 versus gemcitabine plus cisplatin for advanced/recurrent biliary tract cancer: The FUGA-BT (JCOG1113) randomized phase III clinical trial. Ann Oncol. 2019;30:1950-1958.

18. Lamarca A et al. Second-line chemotherapy in advanced biliary cancer: a systematic review. Ann Oncol. 2014; 25:2328–38.

19. Lamarca A. et al. Second-line FOLFOX chemotherapy versus active symptom control for advanced biliary

tract cancer (ABC-06): a phase 3, open-label, randomised, controlled trial. Lancet Oncol. 2021;22:690.

20. Yoo C et al. Liposomal irinotecan (nal-IRI) in combination with fluorouracil (5-FU) and leucovorin (LV) for patients with metastatic biliary tract cancer (BTC) after progression on gemcitabine plus cisplatin (GemCis): Multicenter comparative randomized phase 2b study (NIFTY). J Clin Oncol. 2021;39:15_suppl, A-4006.

21. Sakai D et al. Randomized phase III study of gemcitabine, cisplatin plus S-1 (GCS) versus gemcitabine, cisplatin (GC) for advanced biliary tract cancer (KHBO1401-MITSUBA). Ann Oncol. 2018;33(15_suppl):TPS4141-TPS4141

22. Shroff RT et al. Gemcitabine, Cisplatin, and nab-Paclitaxel for the Treatment of Advanced Biliary Tract Cancers. JAMA Oncol. 2019;5:824.

4.4. Interventionelle lokale Therapieverfahren und Strahlentherapie

4.4.1. Interventionelle lokale Verfahren

Die Evidenz für lokale Therapieverfahren beim CCA ist eingeschränkt und lässt die Methoden nicht als Standardverfahren zu. Randomisierte klinische Studien zum Vergleich dieser Methoden mit medikamentöser Tumortherapie fehlen, so dass sie eher als Ergänzung zur systemischen Therapie eingesetzt werden (☞ Tab. 4.4).

In einer retrospektiven Analyse bei 198 Patienten mit einem iCCA wurden eingesetzt:

- Transarterielle Chemoembolisation (TACE) bei 64,7 %
- *Drug-Eluting Beads* (DEB) bei 5,6 %
- eine reine Embolisation (TAE) bei 6,6 % sowie
- eine Yttrium-90-SIRT bei 23,2 %

der Patienten. Schwerwiegende Grad 3/4-Komplikationen traten bei 16 (8 %) der Patienten auf [4].

In einer Zusammenschau von neun Beobachtungsstudien konnte die selektive interne Radiotherapie (SIRT) bei den irresektablen *mass forming* iCCA möglicherweise dazu beitragen, einen Überlebensvorteil zu erreichen [5]. Diese Metaanalyse umfasste 224 Patienten, die 1-, 2- und 3-Jahres-Überlebensraten von 56 %, 33 % und 20 % zeigten.

Die Kombination von TACE zur Chemotherapie zeigte in einer aktuellen unkontrollierten Studie mögliche Vorteile für die Kombinationstherapie [2]. Die Kombination der Strahlentherapie mit einer TACE wird als machbar angesehen [3]. Eine randomisierte Phase III-Studie, die die Rolle der SIRT als Ergänzung zur systemischen Chemotherapie in einem randomisierten Design untersucht, rekrutiert im europäischen Ausland und soll auch in Deutschland initiiert werden (NCT02807181) [1].

4.4.2. Adjuvante Strahlentherapie

Prospektive, randomisierte Studien zum Einsatz der Strahlentherapie fehlen aktuell. In einer Zusammenstellung von Studiendaten aus ca. 50 Jahren – von 1960 bis 2010 – wurde der Vergleich einer adjuvanten Radiotherapie, Radiochemotherapie oder Chemotherapie gegenüber der kurativ intendierten Resektion versucht. Hierbei scheint eine adjuvante Radiochemotherapie oder Chemotherapie der alleinigen Strahlentherapie überlegen. Patienten mit positivem Lymphkontenstatus hatten eher von einer adjuvanten Chemotherapie profitiert (OR 0,49; p=0,004) und Patienten nach R1-Resektion eher von einer adjuvanten Radiochemotherapie (OR 0,36; p=0,002) [6]. In einer neueren Metaanalyse wurde ein Vorteil im 5-Jahres-Gesamtüberleben für die adjuvante Bestrahlung vs. keine Strahlentherapie bei Patienten mit positivem Resektionsrand (OR 0,40; p=0,02) oder Lymphknotenmetastasen (OR 0,15; p<0,001) gefunden. Bei Patienten mit R0-Resektion war das

Direkte ablative Verfahren	Transarterielle Verfahren
• Radiofrequenzablation (RFA) • Mikrowellenablation (MWA) • CT-gesteuerte Hochdosis-Brachytherapie (CT-HDRBT)*	• Transarterielle Chemoembolisation (TACE) • Selektive interne Radiotherapie (SIRT) • Intraarterielle Chemotherapie (HAI) • Chemosaturation

Tab. 4.4: Vergleich der lokalen, interventionellen Therapieverfahren beim CCA.
* Methode, bei der die Strahlenquelle direkt in das betroffene Gewebe eingebracht wird. Indikationsgebiet sind Tumoren mit einer Größe >3 cm sowie gefäß- bzw. gallengangsnahe Tumoren (Kontraindikationen für RFA).

Überleben nur marginal verbessert (OR 0,57, p= 0,08) [7]. Die einarmige **SWOG S0809-Studie** (Phase II) zeigte bei 79 auswertbaren Patienten mit extrahepatischen malignen biliären Tumoren oder Gallenblasenkarzinomen nach einer adjuvanten Chemotherapie mit Gemcitabin und Capecitabin sowie anschließender Radiochemotherapie mit Capecitabin ein 2-Jahres-Überleben von 65 % sowie ein medianes Gesamtüberleben von 35 Monaten [8].

Aktuelle *Clinical Practice Guidelines* empfehlen die adjuvante Strahlentherapie für ausgewählte Patienten mit eCCA (und Gallenblasenkarzinom) nach multidisziplinärer Diskussion im gemeinsamen Board mit Abwägung der potenziellen Risiken und des Nutzens [9, 10]. Die Praxisleitlinie der *American Society of Clinical Oncology* (ASCO) schlägt vor, die adjuvante Strahlentherapie zur Reduktion des Lokalrezidives und bei Patienten mit eCCA oder GBCA und R1-Resektion nach entsprechender gemeinsamer Entscheidungsfindung eingesetzt wird [9].

Eine palliative Strahlentherapie kann zudem zur Symptomkontrolle, z.B. bei ossären Metastasen, eingesetzt werden.

Literatur

1. https://www.onkopedia.com/de/onkopedia/guidelines/maligne-biliaere-tumoren/@@guideline/html/index.html#ID0EVNAE

2. Gairing SJ, Thol F, Müller L, Hahn F, Thomaidis T, Czauderna C, Bartsch F, Pitton MB, Marquardt JU, Wörns MA, Galle PR, Moehler M, Weinmann A, Kloeckner R, Foerster F. The Addition of Transarterial Chemoembolization to Palliative Chemotherapy Extends Survival in Intrahepatic Cholangiocarcinoma. J Clin Med. 2021;10(12):2732.

3. Goto T, Saito H, Sasajima J, Kawamoto T, Fujinaga A, Utsumi T, Yanagawa N, Hiramatsu K, Takamura A, Sato H, Fujibayashi S, Fujiya M. High Response Rate and Prolonged Survival of Unresectable Biliary Tract Cancer Treated With a New Combination Therapy Consisting of Intraarterial Chemotherapy Plus Radiotherapy. Front Oncol. 2020;10:597813.

4. Hyder O, Marsh JW, Salem R, Petre EN, Kalva S, Liapi E, Cosgrove D, Neal D, Kamel I, Zhu AX, Sofocleous CT, Geschwind JF, Pawlik TM. Intra-arterial therapy for advanced intrahepatic cholangiocarcinoma: a multi-institutional analysis. Ann Surg Oncol. 2013;20(12):3779-86.

5. Cucchetti A, Cappelli A, Mosconi C, Zhong JH, Cescon M, Pinna AD, Golfieri R. Improving patient selection for selective internal radiation therapy of intrahepatic cholangiocarcinoma: A meta-regression study. Liver Int. 2017;37(7):1056-1064.

6. Horgan AM, Amir E, Walter T, Knox JJ. Adjuvant therapy in the treatment of biliary tract cancer: a systematic review and meta-analysis. J Clin Oncol. 2012;30(16): 1934-40.

7. Ren B, Guo Q, Yang Y, Liu L, Wei S, Chen W, Tian Y. A meta-analysis of the efficacy of postoperative adjuvant radiotherapy versus no radiotherapy for extrahepatic cholangiocarcinoma and gallbladder carcinoma. Radiat Oncol. 2020;15(1):15.

8. Ben-Josef E, Guthrie KA, El-Khoueiry AB, Corless CL, Zalupski MM, Lowy AM, Thomas CR Jr, Alberts SR, Dawson LA, Micetich KC, Thomas MB, Siegel AB, Blanke CD. SWOG S0809: A Phase II Intergroup Trial of Adjuvant Capecitabine and Gemcitabine Followed by Radiotherapy and Concurrent Capecitabine in Extrahepatic Cholangiocarcinoma and Gallbladder Carcinoma. J Clin Oncol. 2015 20;33(24):2617-22.

9. Shroff RT, Kennedy EB, Bachini M, Bekaii-Saab T, Crane C, Edeline J, El-Khoueiry A, Feng M, Katz MHG, Primrose J, Soares HP, Valle J, Maithel SK. Adjuvant Therapy for Resected Biliary Tract Cancer: ASCO Clinical Practice Guideline. J Clin Oncol. 2019 20;37(12): 1015-1027.

10. Valle JW, Borbath I, Khan SA, Huguet F, Gruenberger T, Arnold D; ESMO Guidelines Committee. Biliary cancer: ESMO Clinical Practice Guidelines for diagnosis, treatment and follow-up. Ann Oncol. 2016 Sep;27(suppl 5):v28-v37.

4.5. Zielgerichtete und immunonkologische Therapieansätze

4.5.1. Einleitung

Cholangiokarzinome (kurz CCA, synonym maligne biliäre Tumore) sind eine heterogene Gruppe epithelialer Neoplasien, die meistens eine cholangiozytentypische Differenzierung aufweisen. Je nach anatomischer Lokalisation des Primärtumors werden intrahepatische (iCCA) von extrahepatischen (eCCA) CCA und vom Gallenblasenkarzinom unterschieden (☞ Abb. 1.1). Extrahepatische Tumoren werden weiter aufgeteilt in perihiläre (Synonym Klatskin-Tumor, ☞ Abb. 1.3) und distale CCA.

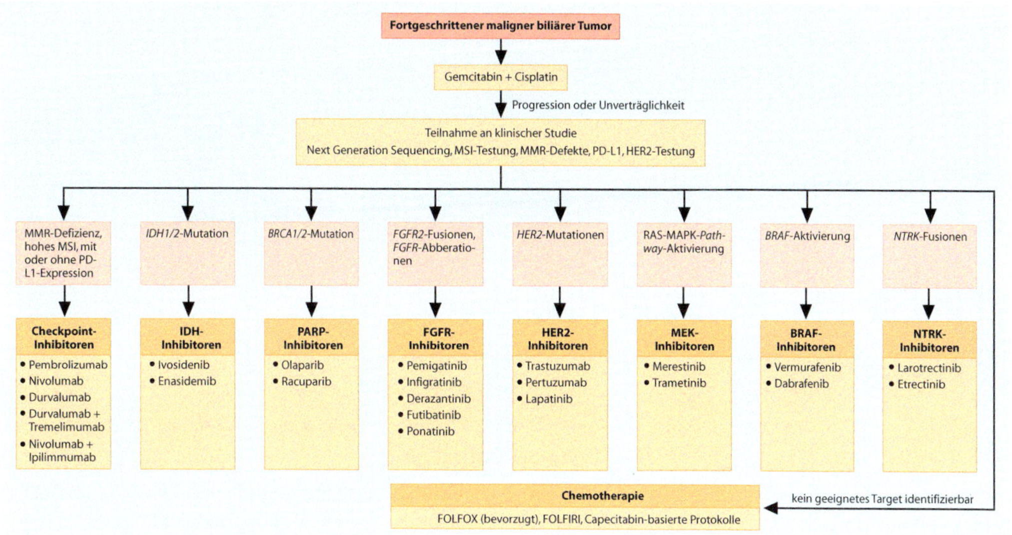

Abb. 4.6: Möglicher Therapiealgorithmus bei Patienten mit fortgeschrittenem Cholangiokarzinom. Modif. nach [2].

Diese Unterscheidung ist aufgrund unterschiedlicher Risikofaktoren, von Unterschieden in Bezug auf molekulare und klinische Charakteristika sowie unterschiedlicher Therapieansätze relevant [1]. Therapeutische Verbesserungen haben sich insbesondere für Patienten mit einem iCCA ergeben, bei denen in bis zu einem Drittel eine "*drugable*" Veränderung, z.B. eine FGFR2-Fusion/Translokation, IDH1-Mutation, $BRAF^{V600E}$-Mutation oder seltener eine NTRK-Fusion oder Mikrosatelliteninstabilität nachgewiesen werden kann (☞ Abb. 4.6) [2].

4.5.2. Zielgerichtete Therapie

Selektive FGF-Rezeptor-Inhibitoren beim Cholangiokarzinom mit FGFR2-Fusion/Translokation

Das iCCA weist gehäuft genetische Veränderungen auf, die eine gezielte medikamentöse Blockade erlauben können. Hierzu zählen Fibroblasten-Wachstumsfaktor-Rezeptor-2 (FGFR2)-Fusionen und -Translokationen, IDH1- und IDH2-Mutationen, $BRAF^{V600E}$-Muationen sowie seltener NTRK1-3-, ALK- und NRG1-Rearrangements des Fibroblasten-Wachstumsfaktor-Rezeptor 2 (FGFR2). Insbesondere FGFR2-Fusionen oder -Translokationen, die zu einer dauerhaften Aktivierung des nachgeschalteten Signaltransduktionsweges führen, sind quasi pathognomonisch für das iCCA [3-5]. Mit **Pemigatinib** wurde im März 2021 der erste FGFR1-3-Inhibitor von der EMA für Patienten mit lokal fortgeschrittenem oder metastasiertem CCA mit einer FGFR2-Fusion/Translokation nach systemischer Vorbehandlung zugelassen. In die **FIGHT-202-Studie**, einer multizentrischen, offenen, einarmigen Multikohorten-Studie wurden Patienten mit Progression nach mindestens einer systemischen Vortherapie in eine von drei Kohorten eingeschlossen:

- A: FGFR2-Fusion/Translokation
- B: andere FGF/FGFR-Veränderungen und
- C: keine FGF/FGFR-Veränderung [6]

Alle Patienten wurden mit einer initialen Dosierung von 13,5 mg Pemigatinib (Einnahme einmal täglich von Tag 1-14, Wiederaufnahme der Therapie am Tag 22) behandelt. Als primärer Endpunkt wurde die Ansprechrate in der Kohorte A gewählt. Insgesamt wurden ab Januar 2017 146 Patienten in die Studie eingeschlossen. Bei 107 Patienten lag eine FGFR2-Fusion/Translokation vor (Kohorte A), bei 20 Patienten eine andere Veränderung und bei 18 keine Veränderung von FGF/FGFR. Die mediane Nachbeobachtungszeit betrug 17,8 Monate. Beim Datenschnitt im März 2019 zeigte sich in der Kohorte A bei 35,5 % ein objektives Tumoransprechen (inkl. eines kompletten Tumoransprechens bei 3 Patienten, ☞ Abb. 4.7). Das mediane Überleben der Patienten der Kohorte A lag zu diesem Zeitpunkt bei 21,1 Monaten, hingegen nur bei 6,7 bzw. 4,0 Monaten in den Kohorten B und C. Auf

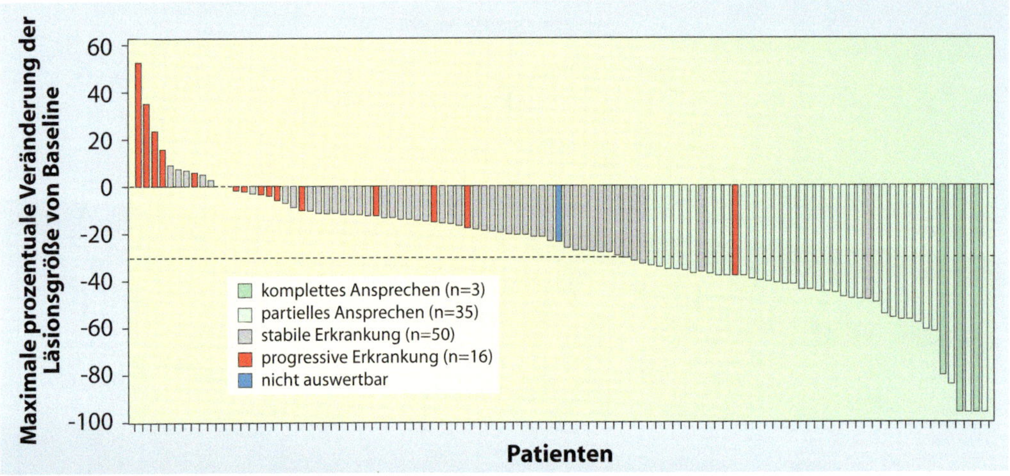

Abb. 4.7: Größenänderung der Zielläsionen im Rahmen der FIGHT-202-Phase II-Studie mit Pemigatinib bei Patienten mit einem systemisch vorbehandelten Cholangiokarzinom mit FGFR2-Fusion/Translokation (RECIST 1.1, zentrale Auswertung). Modif. nach [6].

dem ASCO 2021 wurden Daten des aktuellsten Updates vom April 2020 präsentiert [19]. Hier betrugen die mediane Nachbeobachtungszeit 30,4 Monate und das objektive Tumoransprechen in der Kohorte A 37,0 %. Das mediane Überleben in dieser Kohorte lag bei 17,5 Monaten (95% KI, 14,4-22,9), wobei dieser Wert in der Gruppe der Responder (n=40) mit 30,1 Monaten (95% KI, 21,5-NE) mehr als doppelt so lang war wie in der Gruppe der Non-Responder (n=68) mit 13,7 Monaten (9,6-16,1; 95% KI). Eine Hyperphosphatämie unabhängig vom Schweregrad war die häufigste beobachtete Nebenwirkung (58,5 %), gefolgt von Alopezie (49,7 %) und Diarrhoe (46,9 %). An höhergradigen Nebenwirkung (≥ Grad 3) traten Stomatitis und Athralgie mit jeweils 6,1 % sowie Fatigue mit 5,4 % auf. Zum Zeitpunkt der Primäranalyse (Datenschnitt März 2019) waren im Verlauf der Studie 49 % der Patienten tumorbedingt verstorben, therapieassoziierte Todesfälle traten nicht auf. Insgesamt bestätigen die auf dem ASCO 2021 präsentierten Ergebnisse mit Pemigatinib die Primärdaten von 2019 und weisen auf einen anhaltenden Effekt bei tolerablen Nebenwirkungen hin.

FGFR2-Fusionen bzw. -Translokationen sind starke onkogene Treiber und stellen die häufigste "*drugable*" Alteration beim iCCA dar.

Die Inzidenz dieser Veränderungen in der FIGHT-202-Studie lag bei allen initial gescreenten Patienten bei 9 %. FGFR2-Fusionen/-Translokationen kommen quasi ausschließlich beim iCCA vor. Im Rahmen der FIGHT-202-Studie hatten 105 der 107 Patienten ein iCCA, ein Patient ein eCCA, und bei einem weiteren war die Lokalisation des Primärtumors nicht angegeben. Die Ergebnisse der FIGHT-202-Studie sind eindrucksvoll und zeigen, dass die gezielte Hemmung eines "*drivers*" zu hohen Ansprechraten und einem langen Überleben führen kann. Sie zeigt jedoch ebenfalls, dass bei Tumoren mit anderen oder fehlenden FGF/FGFR-Veränderungen überhaupt kein Nutzen einer Therapie mit Pemigatinib besteht. Der Nachweis einer FGFR2-Veränderung erfolgte im Rahmen der FIGHT-202-Studie entweder mit dem Foundation-One-Assay oder einem anderen zertifizierten NGS-Assay.

Entscheidend ist deshalb, Patienten mit iCCA konsequent einem molekularen Profiling mit einem geeigneten Test zum Nachweis dieser FGFR2-Veränderungen zuzuführen.

Die Behandlung mit Pemigatinib führte als häufigste Nebenwirkung zu einem erhöhten Serumphosphat-Spiegel als Folge der FGFR-Inhibition. Der Einsatz phosphatsenkender Medikamente ist deshalb häufig erforderlich, falls durch alleinige phosphatarme Diät keine ausreichende Kontrolle erzielt werden kann. Eine extrem seltene, jedoch typische Nebenwirkung von Pemigatinib ist eine seröse Netzhautablösung. Vor und unter Therapie mit Pemigatinib sind deshalb regelmäßige ophthalmologische Kontrollen erforderlich. Da es sich bei der FIGHT-202 um eine nicht-kontrollierte Studie handelt, bleiben etliche Fragen wie z.B. dem prognostischen Stellenwert einer FGFR2-Fusion/ Translokation, dem Effekt einer Zweitlinien-Chemotherapie u.a. ungeklärt. Derzeit rekrutiert bereits eine Phase III-Erstlinientherapie-Studie mit Pemigatinib vs. GemCis (NCT03656536, FIGHT-302) [7]. Neben Pemigatinib werden die selektiven FGFR-Inhibitoren Derazantinib (ARQ 087), Infigratinib, Debio 1347, Futibatinib (kovalente irreversible Bindung) und Erdafitinib derzeit in zulassungsrelevanten Studien geprüft [8].

Verlängerung des progressionsfreien Überlebens von Patienten mit IDH1-mutiertem Cholangiokarzinom mit Ivosidenib

Bei etwa 13 %der Patienten mit intrahepatischem Cholangiokarzinom ist eine Mutation der Isocitrat-Dehydrogenase 1 (IDH1), einem Schlüsselenzym des Citratzyklus, nachweisbar. Im Rahmen einer internationalen Phase III-Studie untersuchten Abou-Alfa et al. die Wirksamkeit und Sicherheit von Ivosidenib (AG-120), einem oralen Inhibitor von mutierten IDH1 bei Patienten mit IDH1-mutiertem, vorbehandelten CCA [9]. Insgesamt wurden 124 Patienten in den Ivosidenib-Arm (500 mg p.o. täglich, kontinuierliche Einnahme) und 61 Patienten in den Placebo-Arm randomisiert. Als primärer Endpunkt wurde das progressionsfreie Überleben gewählt. Ein *cross-over* von Patienten der Placebo-Gruppe bei Progression war erlaubt. Die mediane Nachbeobachtungszeit zum Zeitpunkt der Auswertung betrug 6,9 Monate.

Der primäre Endpunkt wurde erreicht mit einem medianen PFS von 2,7 Monaten vs. 1,4 Monate (*Hazard Ratio* 0,37; 95 %-Konfidenzintervall 0,25-0,54; p<0,0001). Nach 6 bzw. 12 Monaten lebten im Ivosidenib-Arm noch 32 % bzw. 22 % progressionsfrei und keiner der Patienten im Placebo-Arm. Die Ansprechrate unter Ivosidenib lag bei 2 %. Das mediane Gesamtüberleben im Ivosidenib- Arm lag bei 10,8 Monaten vs. 9,7 Monaten im Placebo-Arm (*Hazard Ratio* 0,69; 95 %-Konfidenzintervall 0,44-1,1; p=0,060) bei 35 Patienten mit *cross-over* im Placebo-Arm. Die Verträglichkeit von Ivosidenib unterschied sich nicht von der von Placebo.

Ivosidenib ist damit der erste spezifische Inhibitor für Patienten mit iCCA mit mutierten IDH1. Die Studie ist eine positive Studie; der absolute Lebenszeitgewinn sowie der Gewinn an progressionsfreiem Überleben ist zwar gering, dennoch ist diese Behandlung bei mehr als der Hälfte der Patienten krankheitsstabilisierend. Für die Behandlung mit Ivosidenib spricht auch die sehr gute Verträglichkeit. Leider ist Ivosidenib nur von der FDA für Patienten mit IDH1-mutierter AML zugelassen. Ivosidenib kann im Rahmen eines kostenpflichtigen *compassionate-use*-Programms über den Hersteller nach *off-label*-Genehmigung durch die Krankenversicherung zur Verfügung gestellt werden. Weitere IDH1-Inhibitoren sind derzeit leider nicht (mehr) in klinischer Entwicklung.

Hohe Ansprechraten unter Dabrafenib und Trametinib bei BRAF^{V600E}-mutiertem Cholangiokarzinom

Eine BRAF^{V600E}-Mutation ist bei etwa 5 % aller CCA nachweisbar, in den allermeisten Fällen handelt es sich um Patienten mit einem iCCA. Die Prognose mit BRAF^{V600E}-Mutation ist deutlich schlechter als ohne. Im Rahmen der **NCI-MATCH-Multikohorten-Studie** wurden insgesamt 35 ausgiebig vorbehandelte Patienten mit seltenen Tumoren mit BRAF^{V600E}-Mutation eingeschlossen, bei vier dieser Patienten lag ein iCCA vor [10]. Alle Patienten wurden mit dem oralen **BRAF-Inhibitor Dabrafenib** (150 mg zweimal täglich) und dem oralen **MEK-Inhibitor Trametinib** (2 mg einmal täglich) behandelt (zugelassene Standard-Dosierung beim BRAF^{V600E}-mutierten Melanom). Als primärer Endpunkt wurde die Ansprechrate (RECIST 1.1., zentrale Auswertung) gewählt. In der Gesamtkohorte der auswertbaren Patienten (n=29) zeigte sich eine Ansprechrate von 38 %. Bei allen Patienten mit iCCA zeigte sich ein Ansprechen. In der Gesamtkohorte lag das mediane PFS bei 11,4 Monaten und das mediane Gesamtüberleben bei 28,6 Monaten. Einer der Patienten mit iCCA führte die Therapie über mehr als 2,5 Jahre fort. Es traten keine unerwarteten Nebenwirkungen auf.

Eine zweite kürzlich veröffentlichte Studie, die **ROAR-Phase II-Multikohortenstudie**, rekrutierte von 2014 bis 2018 insgesamt 43 Patienten mit systemisch vorbehandeltem, BRAF^{V600E}-mutiertem Cholangiokarzinom, die mit Dabrafenib und Tra-

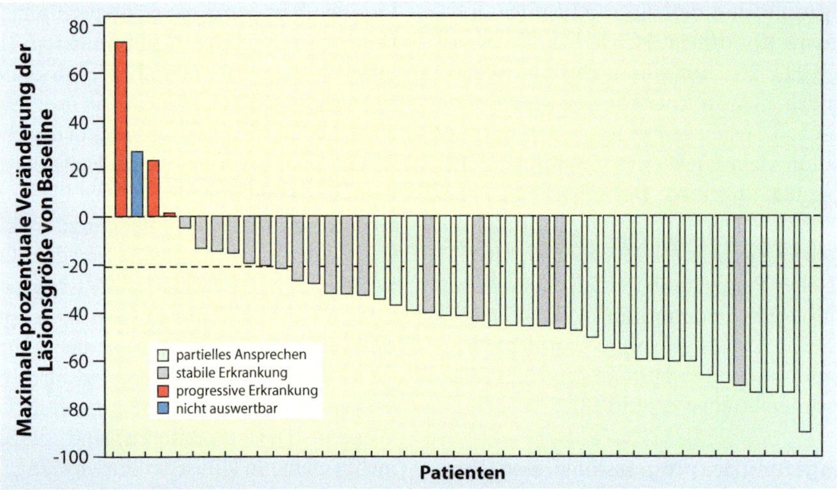

Abb. 4.8: Größenänderung der Zielläsionen im Rahmen der ROAR-Phase II-Studie mit Dabrafenib und Trametinib bei $BRAF^{V600E}$-mutiertem Cholangiokarzinom (RECIST 1.1, lokale Auswertung). Modif. nach [11].

metinib in der Standarddosierung behandelt wurden [11]. Fast alle Patienten hatten ein iCCA (91 %), und bei jeweils einem Patienten lag ein perihiläres CCA, eCCA oder Gallenblasenkarzinom vor. Bei einem Patienten war die Lokalisation des Primärtumors unbekannt. Die mediane Beobachtungszeit zum Zeitpunkt der Zwischenauswertung betrug 10 Monate. In der lokalen Auswertung lagen das Tumoransprechen bei 51 % (zentrale Auswertung 47 %, ☞ Abb. 4.8), das PFS bei 9 Monaten und das Gesamtüberleben bei 14 Monaten. Auch in dieser Studie traten keine unerwarteten Nebenwirkungen oder therapiebedingten Todesfälle auf.

Die Behandlung mit Dabrafenib und Trametinib ist eine Standardtherapie beim $BRAF^{V600E}$-mutierten Melanom, und das Nebenwirkungsspektrum ist bekannt und beherrschbar. Die ROAR-Studie als auch andere Arbeiten zum molekularen Profiling des CCA zeigten jedoch auf, dass eine $BRAF^{V600E}$-Mutation quasi exklusiv beim iCCA auftritt und nur in Einzelfällen bei anderen CCA-Primärtumorlokalisationen. Entscheidend ist daher die molekulare Testung auf eine BRAF-Mutation, um so Patienten bei Nachweis einer $BRAF^{V600E}$-Mutation nach *off-label*-Antrag eine Therapie mit Dabrafenib und Trametinib anbieten zu können.

HER2-Mutationen und NTRK-Fusionen als weitere mögliche "*drugable*" Veränderungen bei Patienten mit fortgeschrittenem Cholangiokarzinom

Weitere molekulare Veränderungen, die therapeutisch inhibiert werden könnten, sind HER2-Veränderungen. Eine HER2-Amplifikation wurde bei 11-19 % aller eCCA und Gallenblasenkarzinome beschrieben [2]. Die Datenlage ist derzeit jedoch noch sehr schwach. So wurde z.B. die Kombination von **Pertuzumab** und **Trastuzumab** bei 11 Patienten mit vorbehandeltem CCA mit entweder einer HER2-Amplifikation (n=8) oder einer HER2-Mutation (n=3) im Rahmen der MyPathway-Multikohortenstudie behandelt [12]. Hier zeigten sich Ansprechraten von 7,5 % (HER2-Amplifikation) bzw. 33 % (HER2-Mutation). Im Rahmen der SUMMIT-Studie, einer Multikohorten-Studie, die den Einsatz des HER2-Tyrosinkinase-Inhibitors Neratinib bei Tumoren mit HER2- oder EGFR-Exon 18-Mutation untersucht, wurde eine Ansprechrate von 10 % bei Patienten mitCCA beschrieben [13].

Fusionen der Gene der *Neurotrophic-Tyrosine-Receptor-Kinase*-Familie (NTRK) sind starke onkogene Driver, jedoch extrem selten. Beim Cholangiokarzinom lassen sich NTRK-Fusionen bei 0,25 % der Patienten nachweisen [14]. In den Zulassungsstudien der beiden NTRK-Inhibitoren, Larotrectinib und Entrectinib, waren zwei bzw. ein Patient mit einem CCA [15, 16]. Bei zwei von drei dieser Patienten zeigte sich ein Ansprechen unter der Therapie.

4.5.3. Immuntherapie

Patienten mit einem MSI-high/dMMR-Cholangiokarzinom sprechen auf die Therapie mit Immuncheckpoint-Inhibitoren an.

Eine Mikrosatelliteninstabilität (MSI-high) bzw. eine defekte DNA-Mismatch-Reparatur (dMMR) führt zur Akkumulation von hunderten bis tausenden Mutationen im Tumorgenom, die wiederum zu immunogenen Neoantigenen führen können. Beim fortgeschrittenen CCA ist dieser Phänotyp bei bis zu 2 % der Tumore nachweisbar. Kürzlich wurden die Daten der Kohorte der nicht-kolorektalen Karzinome mit MSI-high/dMMR, die im Rahmen der **KEYNOTE-158-Studie** mit **Pembrolizumab** 200 mg i.v. alle 3 Wochen behandelt wurden, veröffentlicht [17]. Alle 233 Patienten in dieser Studie waren vorbehandelt. Insgesamt wurden auch 22 Patienten mit einem Cholangiokarzinom eingeschlossen. Die mediane Nachbeobachtungszeit betrug 13,4 Monate. Für Patienten mit einem CCA lag die objektive Ansprechrate bei 41 %, das mediane progressionsfreie Überleben lag bei 4,2 Monaten und das mediane Gesamtüberleben war noch nicht erreicht (4,1 Monate bis +24,9 Monate). Die Therapie wurde erwartungsgemäß gut vertragen. Mikrosatelliten-stabile (MSS) oder Mismatch-Reparatur-kompetente (pMMR) CCA sprechen nur in Einzelfällen auf eine Monotherapie mit einem Checkpoint-Inhibitor an.

Im Rahmen der Multikohorten-CA209-538-Phase II-Studie, in die Patienten mit seltenen Tumorerkrankungen eingeschlossen wurden, wurden kürzlich die Ergebnisse der CCA-Kohorte (n=39) berichtet [18]. Die Patienten wurden mit einer Kombination von **Nivolumab** (3 mg/kg) und **Ipilimumab** (1 mg/kg) für 4 Zyklen alle 3 Wochen, gefolgt von Nivolumab 3 mg/kg alle 2 Wochen, behandelt. Primärer Endpunkt war die Krankheitskontrollrate gemäß RECIST-1.1-Auswertung. In der Gesamtkohorte von 39 Patienten lag die Ansprechrate bei 23 % und die Krankheitskontrollrate bei 44 %. Alle Responder waren mit einer Chemotherapie vorbehandelt und hatten entweder ein iCCA (Ansprechrate 31 %) oder ein Gallenblasenkarzinom (Ansprechrate 31 %). Von 10 Patienten mit eCCA sprach kein einziger an. Das mediane progressionsfreie Überleben lag bei 2,9 Monaten, die mediane Dauer des Ansprechens war noch nicht erreicht, und das mediane Gesamtüberleben lag bei 5,7 Monaten. Höhergradige immuninduzierte Nebenwirkungen traten bei 15 % der Patienten auf.

Derzeit laufen zwei große Phase III-Studien, die den Stellenwert einer Immuntherapie in Kombination mit GemCis als Erstlinientherapie untersuchen (NCT04003636: KEYNOTE-966 – A phase 3 randomized, double blind study of pembrolizumab plus gemcitabine/cisplatin versus placebo plus gemcitabine/cisplatin as first-line therapy in participants with advanced and/or unresectable carcinoma; NCT04066491: A phase II/III, multicenter, randomized, placebo-controlled study of gemcitabine plus cisplatin with or without bintrafusp alfa [M7824] as first-line treatment of biliary tract cancer).

Literatur

1. Banales JM, Marin JJG, Lamarca A, Rodrigues PM, Khan SA, Roberts LR, Cardinale V, Carpino G, Andersen JB, Braconi C, Calvisi DF, Perugorria MJ, Fabris L, Boulter L, Macias RIR, Gaudio E, Alvaro D, Gradilone SA, Strazzabosco M, Marzioni M, Coulouarn C, Fouassier L, Raggi C, Invernizzi P, Mertens JC, Moncsek A, Rizvi S, Heimbach J, Koerkamp BG, Bruix J, Forner A, Bridgewater J, Valle JW, Gores GJ. Cholangiocarcinoma 2020: the next horizon in mechanisms and management. Nat Rev Gastroenterol Hepatol. 2020;17(9):557-588.

2. Tella SH, Kommalapati A, Borad MJ, Mahipal A. Second-line therapies in advanced biliary tract cancers. Lancet Oncol. 2020;21(1):e29-e41.

3. Nakamura H, Arai Y, Totoki Y, Shirota T, Elzawahry A, Kato M, Hama N, Hosoda F, Urushidate T, Ohashi S, Hiraoka N, Ojima H, Shimada K, Okusaka T, Kosuge T, Miyagawa S, Shibata T. Genomic spectra of biliary tract cancer. Nat Genet. 2015;47(9):1003-10.

4. Ross JS, Wang K, Gay L, Al-Rohil R, Rand JV, Jones DM, Lee HJ, Sheehan CE, Otto GA, Palmer G, Yelensky R, Lipson D, Morosini D, Hawryluk M, Catenacci DV, Miller VA, Churi C, Ali S, Stephens PJ.Newroutes to targeted therapy of intrahepatic cholangiocarcinomas revealed by next-generation sequencing. Oncologist. 2014; 19(3):235-42.

5. Graham RP, Barr Fritcher EG, Pestova E, Schulz J, Sitailo LA, Vasmatzis G, Murphy SJ, McWilliams RR, Hart SN, Halling KC, Roberts LR, Gores GJ, Couch FJ, Zhang L, Borad MJ, Kipp BR. Fibroblast growth factor receptor 2 translocations in intrahepatic cholangiocarcinoma. Hum Pathol. 2014;45(8):1630-8.

6. Abou-Alfa GK, Sahai V, Hollebecque A, Vaccaro G, Melisi D, Al-Rajabi R, Paulson AS, Borad MJ, Gallinson D, Murphy AG, Oh DY, Dotan E, Catenacci DV, Van Cutsem E, Ji T, Lihou CF, Zhen H, Féliz L, Vogel A. Pemigatinib for previously treated, locally advanced or metastatic cholangiocarcinoma: a multicentre, open-label, phase 2 study. Lancet Oncol. 2020;21(5):671-684.

7. Bekaii-Saab TS, Valle JW, Van Cutsem E, Rimassa L, Furuse J, Ioka T, Melisi D, Macarulla T, Bridgewater J, Wasan H, Borad MJ, Abou-Alfa GK, Jiang P, Lihou CF, Zhen H, Asatiani E, Féliz L, Vogel A. FIGHT-302: firstline pemigatinib vs gemcitabine plus cisplatin for advanced cholangiocarcinoma with FGFR2 rearrangements. Future Oncol. 2020;16(30):2385-2399.

8. Lee PC, Hendifar A, Osipov A, Cho M, Li D, Gong J. Targeting the Fibroblast Growth Factor Receptor (FGFR) in Advanced Cholangiocarcinoma: Clinical Trial Progress and Future Considerations. Cancers (Basel). 2021;13(7):1706.

9. Abou-Alfa GK, Macarulla T, Javle MM, Kelley RK, Lubner SJ, Adeva J, Cleary JM, Catenacci DV, Borad MJ, Bridgewater J, Harris WP, Murphy AG, Oh DY, Whisenant J, Lowery MA, Goyal L, Shroff RT, El-Khoueiry AB, Fan B,WuB, Chamberlain CX, Jiang L, Gliser C, Pandya SS, Valle JW, Zhu AX. Ivosidenib in IDH1-mutant, chemotherapy-refractory cholangiocarcinoma (ClarIDHy): a multicentre, randomised, double-blind, placebo-controlled, phase 3 study. Lancet Oncol. 2020;21(6):796-807.

10. Salama AKS, Li S, Macrae ER, Park JI, Mitchell EP, Zwiebel JA, Chen HX, Gray RJ, McShane LM, Rubinstein LV, Patton D, Williams PM, Hamilton SR, Armstrong DK, Conley BA, Arteaga CL, Harris LN, O'Dwyer PJ, Chen AP, Flaherty KT. Dabrafenib and Trametinib in Patients With Tumors With BRAFV600EMutations: Results of the NCI-MATCH Trial Subprotocol H. J Clin Oncol. 2020;38(33):3895-3904.

11. Subbiah V, Lassen U, Élez E, Italiano A, Curigliano G, Javle M, de Braud F, Prager GW, Greil R, Stein A, Fasolo A, Schellens JHM, Wen PY, Viele K, Boran AD, Gasal E, Burgess P, Ilankumaran P, Wainberg ZA. Dabrafenib plus trametinib in patients with BRAFV600E-mutated biliary tract cancer (ROAR): a phase 2, open-label, single-arm, multicentre basket trial. Lancet Oncol. 2020; 21(9):1234-1243.

12. Javle MM, Hainsworth JD, Swanton C, Burris HA, Kurzrock R, Sweeney C, et al. Pertuzumab + trastuzumab for HER2-positive metastatic biliary cancer: preliminary data from MyPathway. J Clin Oncol 2017; 35 (4_suppl), 402 (abstr).

13. Harding JJ, Cleary J, Shapiro G, Braña I, Moreno V, Quinn D, et al. Treating HER2-mutant advanced biliary tract cancer with neratinib: benefits of HER2-directed targeted therapy in the phase 2 SUMMIT 'basket' trial. ESMO World Congress on GI Cancer 2019, O-005 (abstr).

14. Solomon JP, Linkov I, Rosado A, Mullaney K, Rosen EY, Frosina D, Jungbluth AA, Zehir A, Benayed R, Drilon A, Hyman DM, Ladanyi M, Sireci AN, Hechtman JF. NTRK fusion detection across multiple assays and 33,997 cases: diagnostic implications and pitfalls. Mod Pathol. 2020;33(1):38-46.

15. Drilon A, Laetsch TW, Kummar S, DuBois SG, Lassen UN, Demetri GD, Nathenson M, Doebele RC, Farago AF, Pappo AS, Turpin B, Dowlati A, Brose MS, Mascarenhas L, Federman N, Berlin J, El-Deiry WS, Baik C, Deeken J, Boni V, Nagasubramanian R, Taylor M, Rudzinski ER, Meric-Bernstam F, Sohal DPS, Ma PC, Raez LE, Hechtman JF, Benayed R, Ladanyi M, Tuch BB, Ebata K, Cruickshank S, Ku NC, Cox MC, Hawkins DS, Hong DS, Hyman DM. Efficacy of Larotrectinib in TRK Fusion-Positive Cancers in Adults and Children. N Engl J Med. 2018;378(8):731-739.

16. Doebele RC, Drilon A, Paz-Ares L, Siena S, Shaw AT, Farago AF, Blakely CM, Seto T, Cho BC, Tosi D, Besse B, Chawla SP, Bazhenova L, Krauss JC, Chae YK, Barve M, Garrido-Laguna I, Liu SV, Conkling P, John T, Fakih M, Sigal D, Loong HH, Buchschacher GL Jr, Garrido P, Nieva J, Steuer C, Overbeck TR, Bowles DW, Fox E, Riehl T, Chow-Maneval E, Simmons B, Cui N, Johnson A, Eng S, Wilson TR, Demetri GD; trial investigators. Entrectinib in patients with advanced or metastatic NTRK fusion-positive solid tumours: integrated analysis of three phase 1-2 trials. Lancet Oncol. 2020;21(2):271-282.

17. Marabelle A, Le DT, Ascierto PA, Di Giacomo AM, De Jesus-Acosta A, Delord JP, Geva R, Gottfried M, Penel N, Hansen AR, Piha-Paul SA, Doi T, Gao B, Chung HC, Lopez-Martin J, Bang YJ, Frommer RS, Shah M, Ghori R, Joe AK, Pruitt SK, Diaz LA Jr. Efficacy of Pembrolizumab in Patients With Noncolorectal High Microsatellite Instability/Mismatch Repair-Deficient Cancer: Results From the Phase II KEYNOTE-158 Study. J Clin Oncol. 2020;38(1):1-10.

18. Klein O, Kee D, Nagrial A, Markman B, Underhill C, Michael M, Jackett L, Lum Behren A, Palmer J, Tebbutt NC, Carlino MS, Cebon J. Evaluation of Combination Nivolumab and Ipilimumab Immunotherapy in Patients With Advanced Biliary Tract Cancers: Subgroup Analysis of a Phase 2 Nonrandomized Clinical Trial. JAMA Oncol. 2020;6(9):1405-1409.

19. Abou-Alfa GK, Sahai V, Hollebecque A, Vaccaro G, Melisi D, Al-Rajabi R, Paulson AS, Borad MJ, Gallinson D, Murphy AG, Oh DY, Dotan E, Catenacci D, Van Cutsem E, Lihou CF, Zhen H, Féliz L, Vogel A. Pemigatinib for previously treated locally advanced/metastatic cholangiocarcinoma (CCA): Update of FIGHT-202. J Clin Oncol. 2021;39(15_suppl):4086-4086.

Präkanzerosen des Cholangiokarzinoms

5. Präkanzerosen des Cholangiokarzinoms

5.1. Grundlagen

Einige seltene Erkrankungen können als Präkanzerosen des Cholangiokarzinoms (CCA) verstanden werden. Dazu zählen z.B. die primär sklerosierende Cholangitis (PSC) und die Adenomerkrankungen der Gallenwege wie die biliäre intraduktal papilläre (bisweilen muzinöse) Neoplasie und auch die Cholangiozysten-Erkrankungen. Aber auch anatomische Veränderungen durch Operation wie die Choledochobulbostomie scheinen mit einer signifikant erhöhten Rate an CCA im Langzeitverlauf einherzugehen. Diese Konstellationen sind als **fakultative Präkanzerosen** anzusehen. Chronische Infektionen, etwa durch einen Parasitenbefall (*Opisthorchis viverrini, Clonorchis sinensis*) sind in Südostasien (etwa in Thailand) endemisch und können dazu führen, dass das sonst weltweit niedrig-endemische CCA (0,5-1,5/100.000 Personenjahre) dort hoch-endemisch ist und hier mit bis zu 50 (Männer) bis 113 (Frauen)/100.000 Personenjahre vorkommt.

5.2. Frühe Neoplasien der Gallenwege

Die intraduktal-papillären Neoplasien der Gallenwege (IPNB, *intraductal papillary neoplasms of the bile duct* oder im Falle der Muzinproduktion in Analogie zum Pankreas als biliäre intraduktal papilläre muzinöse Neoplasie [IPMN] bezeichnet) sind seltene Vorläuferläsionen intra- und extrahepatischer Cholangiokarzinome, die sich über eine Adenom-Karzinom-Sequenz entwickeln. Nach der Histologie und dem immunhistochemischen Muzinprofil werden vier Subtypen der IPNB un-

Seitens WHO vorgeschlagene Nomenklatur	Akzeptierte Nomenklatur	Nicht empfohlene Benennungen
• IPNB (*intraductal papillary neoplasm of bile duct*)	• *Biliary papilloma and papillomatosis*	• *Biliary adenoma* • *Intestinal adenoma* • *Papillary (villous) adenoma* • *Tubulopapillary (tubulo-villous) adenoma* • *Non-invasive papillar* • *neoplasm (carcinoma)* • *Papillary carcinoma* • *Mucin-secreting biliary* • *tumor*

Tab. 5.1: Klassifikation und Charakteristik der intraduktal-papillären Neoplasie der Gallenwege (nach Ainechi S, Arch Pathol Lab Med 2016).

	BilIN-1	BilIN-2	BilIN-3
Zellen	Polarität erhalten. Vermehrt basal platzierte Kerne	Verlust der Polarität. Kerne erreichen die luminale Oberfläche	Verstärkter Verlust der Polarität. Kerne erreichen die luminale Oberfläche
Zellkerne	milde Atypien	moderate Atypien	schwere Atypien
Architektur	flach	flach oder mikropapillär	vorrangig mikropapillär
Mitosen	selten	selten	wahrscheinlich
Dysplasien	*low-grade*	*intermediate*	*high-grade*/ Carcinoma in situ

Tab. 5.2: Klassifikation und Charakteristik der intraduktal-papillären Neoplasie der Gallenwege (nach Wan XS, WJG 2013).

terschieden (pankreatobiliär, intestinal, gastrisch und onkozytär), wobei der Subtyp auch eine prognostische Relevanz haben kann (vgl. Tab. 5.1 und 5.2). Aus Sicht des Klinikers unterscheiden sich die Muzin-produzierenden Adenome von denjenigen, die ohne die Produktion des zähen Schleims einhergehen. Die Muzinproduktion kann eine klinisch schwer zu beherrschende Symptomatik mit den Symptomen obstruktive Cholestase und Ikterus sowie rezidivierende Cholangitis auslösen.

Darüber hinaus können mikropapilläre Läsionen, die biliäre intraepitheliale Neoplasien (*biliary intraepithelial neoplasm*, BilIN)), als die vielleicht häufigsten Vorläufer der perihilären und distalen CCA (p/dCCA) und der von den großen Gallenwegen ausgehenden intrahepatischen CCA (iCCA) angesehen werden, die mit nodulär-sklerosierenden Veränderungen manifest werden. Außerdem sind papillär-zystische Läsionen (intraduktale tubulo-papilläre Neoplasien des Gallengangs) und muzinös-zystische Neoplasien (MCN) der Gallenwege als Präkanzerosen möglich, letztere mit dem *Ovarian-like*-Stroma vergleichbar den MCN des Pankreas (☞ Abb. 5.1a-g) [1].

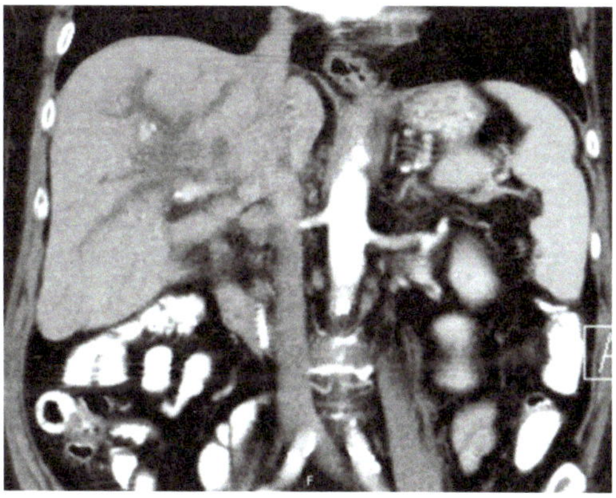

a

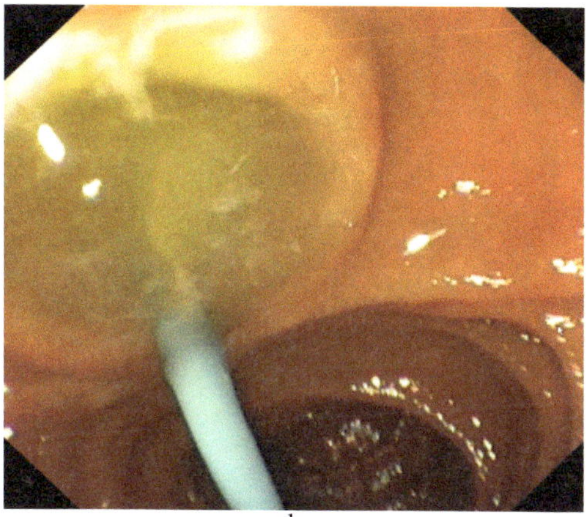

b

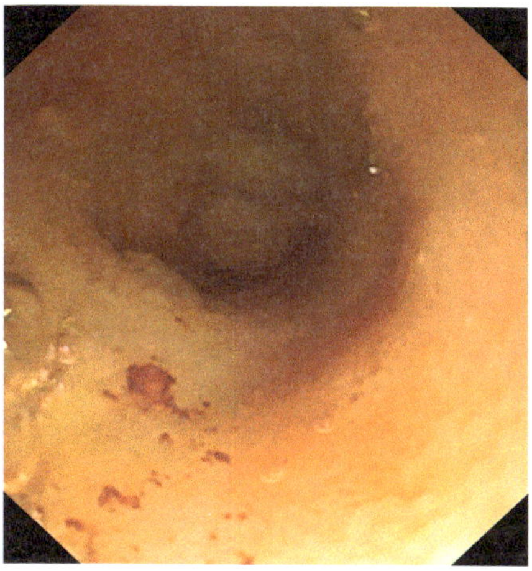

c

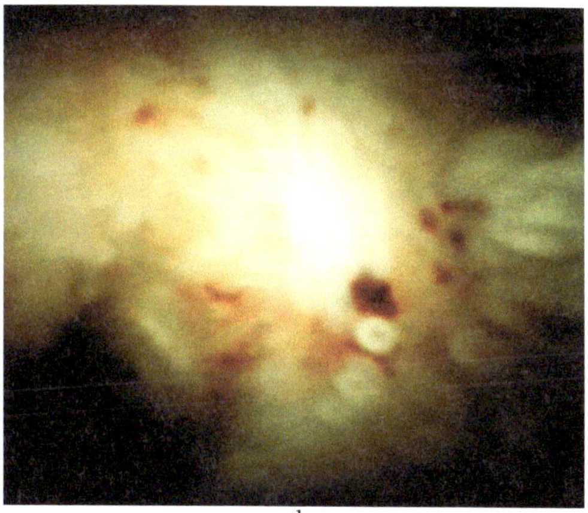

d

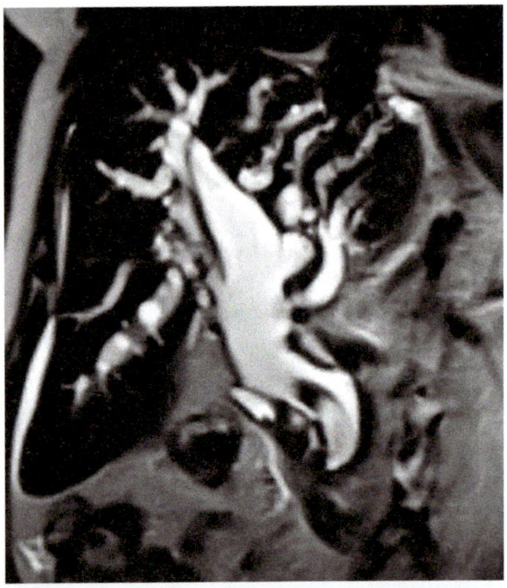

e

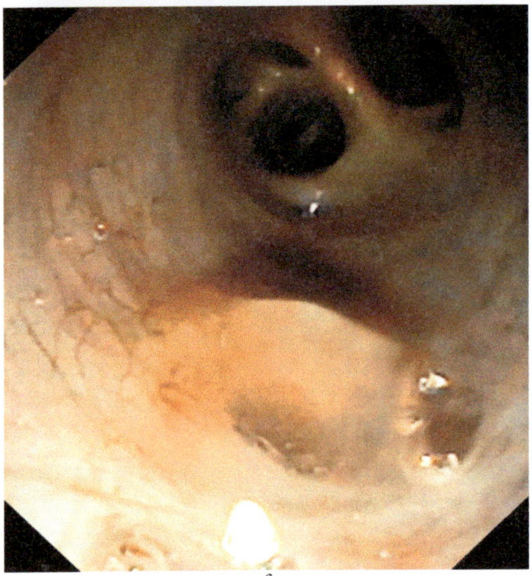

f

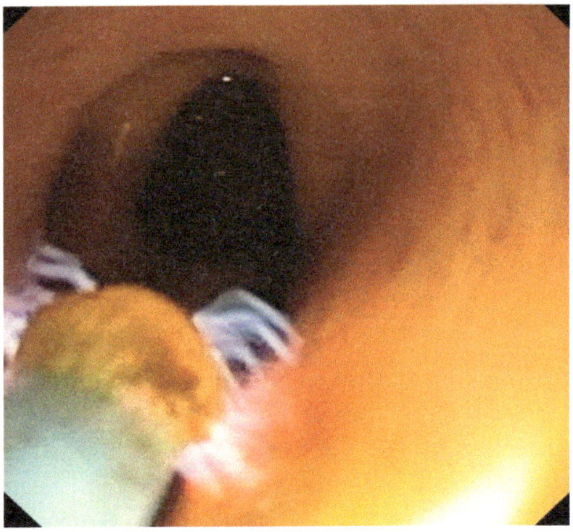

g

Abb. 5.1a-g: 75-jährige Frau mit erhöhten Cholestasewerten und Nachweis von Muzin, das die Gallenwege verstopft und aus der Papille austritt (**a+b**). **c**: Villöse Proliferate in der direkten retrograden Cholangioskopie als Ursache für die Muzinproduktion. **d**: Villöse Proliferate in der SypClass-DS-Cholangioskopie als Ursache für die Muzinproduktion. **e+f**: Massiv erweiterte intra- und extrahepatische Gallenwege in der MRCP (**e**) und Muzin-Ausfluss aus intrahepatischen Seitästen (**f**). Pathologie: *Papilläre Schleimhautproliferate vom intestinalen Typ. Bei ausgedehnten entzündlichen Veränderungen kein Nachweis von höhergradigen Dysplasien.* **g**: Argon-Plasma-Koagulation der Adenomrasen mittels direkter retrograder Cholangioskopie zur Reduktion der Muzinproduktion.

5.3. Gallenwegszysten

Bei den Gallenwegszysten (Cholangiozysten) handelt es sich um zystische Erweiterungen der intra- oder extrahepatischen Gallenwege. Ursprünglich wurden insbesondere Choledochuszysten bekannt, diese Bezeichnung zielt aber lediglich auf die extrahepatische Manifestation ab. 1977 wurden extra- und intrahepatische Gallenwegszysten von Todani klassifiziert (☞ Tab. 5.3 und Abb. 5.2) [2]. Die Ursache der Zystenentwicklung ist unbekannt, es scheint eine kongenitale Erkrankung zu sein. Ein überwiegender Anteil wird in der Kindheit manifest, in einigen Fällen treten Choledochuszysten aber erst im Erwachsenenalter in Erscheinung.

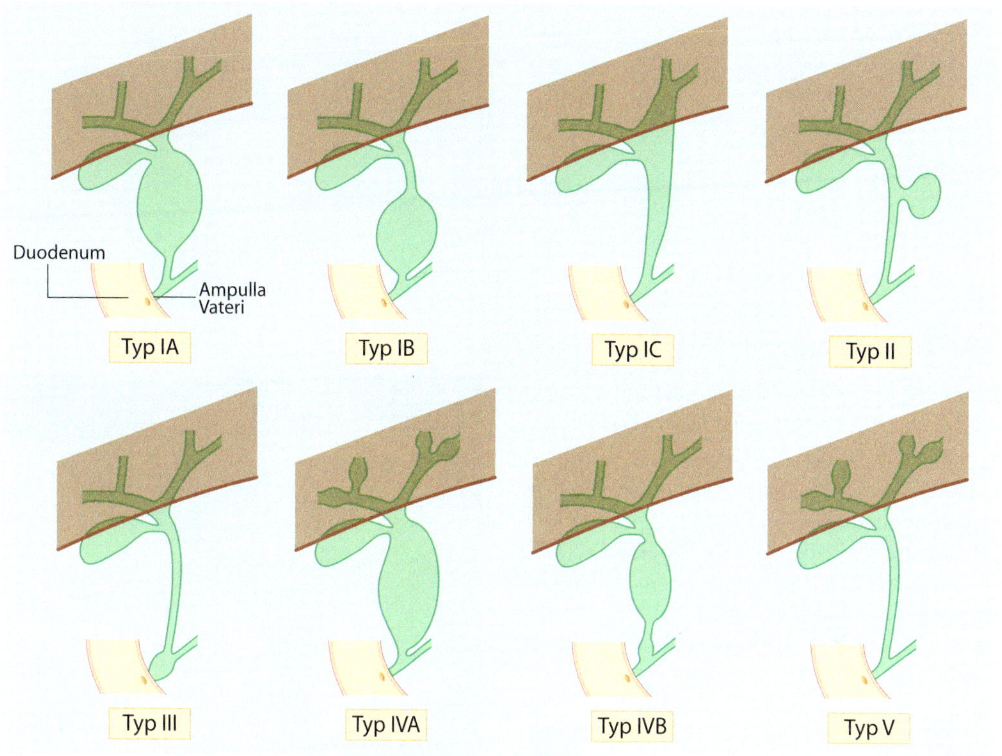

Abb. 5.2: Cholangiozysten in der Klassifikation nach Todani.

Biliäre Zysten – Klassifikation nach Todani	
Typ 1	Solitäre, extrahepatische Zyste
Typ 2	Extrahepatisch, supraduodenales Divertikel
Typ 3	Intraduodenale Zyste, Choledochozele
Typ 4	Kombination aus extra- und intrahepatischen Zysten
Typ 5	Multiple intrahepatische Zysten

Tab. 5.3: Klassifikation der biliären Zysten nach Todani.

Die Gallenwegszysten (Cholangiozysten) gehen mit schwerwiegenden Komplikationen einher wie etwa einer rezidivierenden Cholangitis, Steinbildung (Hepatikolithiasis, Choledocholithiasis), biliären Pankreatitis, sekundär biliärer Zirrhose und Strikturbildung in den Gallenwegen sowie auch mit einer erhöhten Rate der malignen Entartung. Sie treten etwas häufiger bei Frauen auf. Eine Hypothese, nach der bei abnormer Mündung des bilio-pankreatischen Gangsystems mit Reflux von Pankreassaft in die Gallenwege die Cholangiozysten provoziert werden, konnte bisher nicht bewiesen werden [3].

Hervorzuheben ist die Todani Typ V-Manifestation multipler intrahepatischer Zysten (☞ Abb. 5.2), die mit dem Namen 'Caroli' verknüpft ist. Hier existieren ein diffuser oder segmentaler Befall sowie in einem Teil der Fälle eine Assoziation mit einer kongenitalen Leberfibrose. Letzteres wird als Caroli-Syndrom bezeichnet, die isolierte Erweiterung der Gallenwege ohne Bindegewebsvermehrung und ohne Fibroseentwicklung ist als Caroli-Krankheit bekannt.

Die periampulläre zystische Erweiterung des distalen Gallengangs muss getrennt betrachtet werden. Diese Choledochozele kann nach kranial oder kaudal ausgebildet sein (Typ A oder B nach Sarris, ☞ Abb. 5.3) und kann von einer duodenalen Duplikationszyste unterschieden werden. Die Choledochozele kann mit einer schwer zu erkennenden malignen Entartung einhergehen, so dass als interventionelle Therapie eine Papillektomie bzw. interventionelle Ektomie der Choledochozele oder

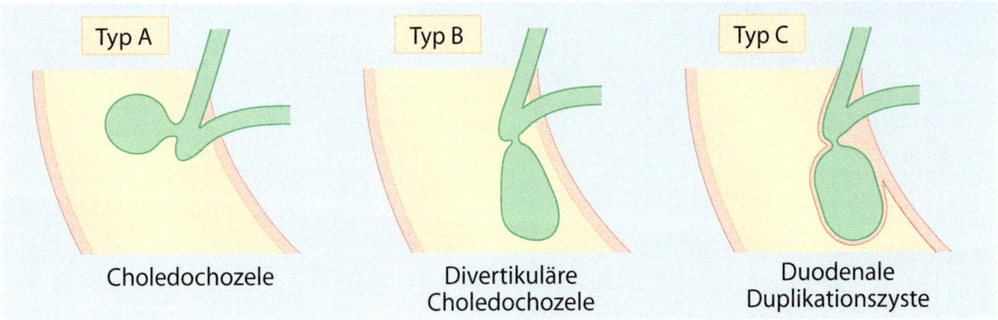

Abb. 5.3: Choledochozele in der Einteilung nach Sarris.

zumindest eine weite Papillotomie mit hiernach ausgiebiger Biopsieentnahme ratsam erscheint.

In allen Fällen von Cholangiozysten wurde die Entstehung von Cholangiokarzinomen beschrieben, insbesondere in Typ IV- und -V- sowie Typ I-Cholangiozysten, aber auch im Typ III. Der Typ II ist sehr selten. Die Häufigkeit einer malignen Entartung bei Erstdiagnose scheint bei Erwachsenen im Bereich von 2 bis 10 % und teilweise höher zu liegen.

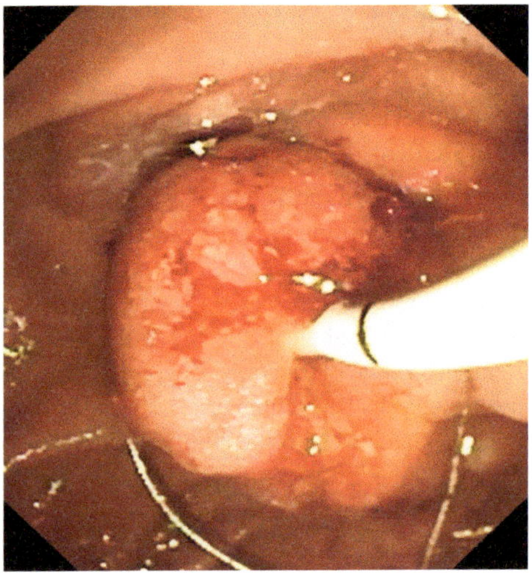

a

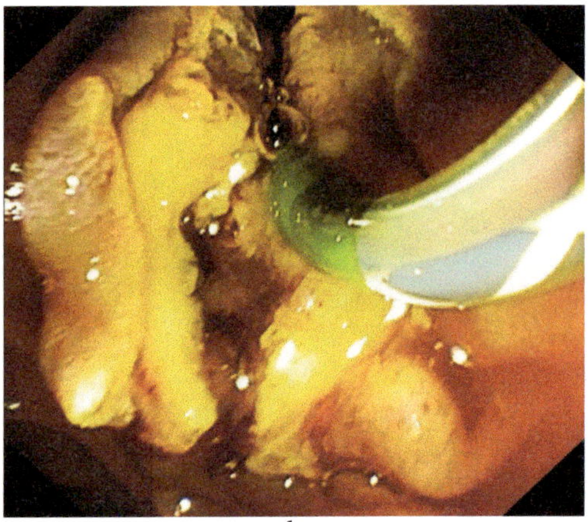

b

Abb. 5.4: Papillektomie (**a**) und weite Papillotomie mit Biospieentnahme (**b**) bei Choledochozele.

5.4. Choledochobulbostomie

Es kann angenommen werden, dass nach einer Anlage einer Choledochobulbostomie eine Karzinogenese dadurch initiiert wird, dass eine langfristige Exposition mit Nahrungssäften und möglicherweise mechanischem Stress zu einer vermehrten Regeneration und Schaden kommen kann. Es wurde geschätzt, dass die Inzidenz eines CCA nach Choledochobulbostomie bei über 7 % liegt im Vergleich mit 1,9 % nach Choledochojejunostomie [4].

5.5. Primär sklerosierende Cholangitis

Bei der primär sklerosierenden Cholangitis (PSC) handelt es sich um eine chronische, fibrosierende Entzündung der intra- und/oder extrahepatischen Gallenwege, welche häufiger bei Männern auftritt [5-7]. Auffällig ist eine starke Assoziation mit

PSC – Differentialdiagnosen	
• Chronische Obstruktion	• Immunologisch
- Biliäre Strikturen	- IgG4 assoziierte Cholangitis
- (Rezidivierende) Choledocholithiasis	Eosinophile Cholangitis
- Neoplasien, z.B. Cholangiokarzinom	• Ischämische Cholangiopathie
• Infektion	- *Ischamic type biliary lesion* (ITBL) nach Lebertransplantation
- Parasitär	- Transplantatabstoßung
- CMV	- Transarterielle Chemoembolisation (TACE)
HIV/AIDS	- Transarterielle Embolisation
• Ischämie-ähnliche Cholangiopathie	- Systemische Vaskulitis
- Sklerosierende Cholangitis des kritisch Kranken	- Radiatio

Tab. 5.4: Differentialdiagnosen der PSC.

chronisch entzündlichen Darmerkrankungen (CED) wie der Colitis ulcerosa (CU) oder dem Morbus Crohn. So liegt bei 60-81 % der Patienten mit bekannter PSC in Nordeuropa und Nordamerika auch eine CED vor. 47-82 % der Patienten mit bekannter PSC leiden neben einer PSC auch an einer CU, während 4-13 % zusätzlich an einem Morbus Crohn leiden. Aufgrund der engen Assoziation mit einer CED ist bei Erstdiagnose stets die Durchführung einer Koloskopie empfehlenswert, wenn eine CED nicht bekannt ist.

Derzeit ist die Vorhersage der Prognose und des Verlaufs eine Herausforderung. Es gibt einige Formeln wie beispielsweise der *Mayo Risk Score*, jedoch sind diese eher für Studienzwecke geeignet. Liegt bei der Erstdiagnose einer oder mehrere der folgenden Punkte vor, geht man davon aus, dass dies mit einer schlechteren Prognose assoziiert ist:

- klinisches Erscheinungsbild
- erniedrigtes Serumalbumin
- Spleno- und/oder Hepatomegalie
- erhöhte und persistierend erhöhte Bilirubinwerte
- hochgradige und signifikante Gallengangsstenose oder intra- und/oder extrahepatische Gallengangsveränderungen

Weiter haben Patienten mit einer begleitenden Colitis ulcerosa ein signifikant höheres Risiko, an einem kolorektalen Karzinom zu erkranken, weshalb in diesen Fällen jährliche koloskopische Kontrollen empfohlen werden. Ein Abfall der alkalischen Phosphatase um 40 % bzw. unter den 1,5-fachen oberen Normwert der alkalischen Phosphatase innerhalb der ersten beiden Jahre, unabhängig ob spontan oder durch Ursodesoxycholsäure (UDCS) verursacht, ergab eine signifikante Besserung der transplantatfreien Überlebenszeit [8, 9].

Die häufigsten Todesursachen bei Patienten mit PSC sind ein CCA oder ein kolorektales Karzinom, Leberversagen und Komplikationen bei der orthotopen Lebertransplantation. Insgesamt erkranken etwa 14 % der PSC-Patienten im Verlauf an einer hepatobiliären malignen Erkrankung, wobei bei 13,2 % bereits bei Erstdiagnose ein Cholangiokarzinom, bei 0,7 % bei Erstdiagnose ein Gallenblasenkarzinom und bei 0,4 % bei Erstdiagnose ein hepatozelluläres Karzinom besteht. Zur frühzeitigen Erkennung werden aller sechs bis zwölf Monate sonographische Kontrollen empfohlen, beim Vorliegen einer bereits bestehenden Zirrhose sogar aller sechs Monate.

Literatur

1. Nakanuma Y, Uesaka K, Kakuda Y, Sugino T, Kubota K, Furukawa T, Fukumura Y, Isayama H, Terada T. Intraductal Papillary Neoplasm of Bile Duct: Updated Clinicopathological Characteristics and Molecular and Genetic Alterations. J Clin Med. 2020;9(12):3991.

2. Todani T, Watanabe Y, Narusue M, Tabuchi K, Okajima K. Congenital bile duct cysts: Classification, operative procedures, and review of thirty-seven cases including cancer arising from choledochal cyst. Am J Surg. 1977; 134(2):263-9.

3. Babbitt D. Congenital choledochal cysts: New etiological concept based on anomalous relationships of the

common bile duct and pancreatic bulb. Ann Radiol (Paris). 1969;12:231-240.

4. Tocchi A, Mazzoni G, Liotta G, Lepre L, Cassini D, Miccini M. Late development of bile duct cancer in patients who had biliary-enteric drainage for benign disease: a follow-up study of more than 1,000 patients. Ann Surg. 2001;234:210-21.

5. Thorpe ME, Scheuer PJ, Sherlock S. Primary sclerosing cholangitis, the biliary tree, and ulcerative colitis. Gut. 1967;8(5):435-448.

6. Wiesner RH, Grambsch PM, Dickson ER, Ludwig J, MacCarty RL, Hunter EB, Fleming TR, Fisher LD, Beaver SJ, LaRusso NF. Primary sclerosing cholangitis: natural history, prognostic factors and survival analysis. Hepatology. 1989;10(4):430-6.

7. Broomé U, Olsson R, Lööf L, Bodemar G, Hultcrantz R, Danielsson A, Prytz H, Sandberg-Gertzén H, Wallerstedt S, Lindberg G. Natural history and prognostic factors in 305 Swedish patients with primary sclerosing cholangitis. Gut. 1996;38(4):610-615.

8. Lindström L, Hultcrantz R, Boberg KM, Friis-Liby I, Bergquist A. Association between reduced levels of alkaline phosphatase and survival times of patients with primary sclerosing cholangitis. Clin Gastroenterol Hepatol. 2013;11(7):841-6.

9. Al Mamari S, Djordjevic J, Halliday JS, Chapman RW. Improvement of serum alkaline phosphatase to <1.5 upper limit of normal predicts better outcome and reduced risk of cholangiocarcinoma in primary sclerosing cholangitis. J Hepatol. 2013;58(2):329-34.

Verlaufskontrolle und Nachsorge

6. Verlaufskontrolle und Nachsorge

Eine Verlaufskontrolle wird mit dem Ziel durchgeführt, rasche eine Befundverschlechterung des Patienten zu erkennen und entsprechend eine Behandlung umzustellen oder einzuleiten. Zudem besteht das Ziel, ineffektive Therapien zu erkennen und den Patienten nicht unnötig einer solchen auszusetzen.

> Ein standardisiertes, für alle Patienten gleiches Verlaufskontrolle und Nachsorgeprogramm wird nicht generalisiert empfohlen, allerdings können Behandlungsempfehlungen als Richtschnur dienen [1] (☞ Tab. 6.1).

Die Maßnahmen müssen mit dem Patienten abgesprochen werden.

Während der Durchführung einer medikamentösen Therapie muss daher eine regelmäßige Verlaufskontrolle erfolgen, in der Regel wird dies wöchentlich oder aller zwei Wochen angeboten. Neben der klinischen Befundkontrolle werden Laborbestimmungen zur Überwachung von Leber- und Nierenfunktion und intakter Blutbildung durchgeführt. Bildmorphologische Verlaufsuntersuchungen – etwa aller (2-)3 Monate – sind ebenfalls indiziert, um die Effektivität der Therapie sowie negative Entwicklungen der Erkrankung rechtzeitig zu erkennen. In diesen Intervallen können auch CA19-9 oder CEA als Tumormarker zum Monitoring verwendet werden, wenn sie von den Tumoren exprimiert werden.

Nach kurativ intendierter Therapie eines CCA – also nach Resektion oder Ablation – empfiehlt die aktuelle DGVS-Leitlinie nach 4-12 Wochen erstmals, im ersten Jahr aller 3 Monate und im zweiten Jahr aller 3-6 Monate ein biphasisches CT oder ein dynamisches MRT zur Verlaufskontrolle und Nachsorge durchzuführen [2]. Die Nachsorge sollte hiernach für insgesamt 5 Jahre durchgeführt werden und ab dem dritten Jahr eine jährliche Schnittbildgebung beinhalten.

Literatur

1. Valle JW, Borbath I, Khan SA, Huguet F, Gruenberger T, Arnold D; ESMO Guidelines Committee. Biliary cancer: ESMO Clinical Practice Guidelines for diagnosis, treatment and follow-up. Ann Oncol. 2016 Sep;27(suppl 5):v28-v37.

2. Leitlinienprogramm Onkologie (Deutsche Krebsgesellschaft, Deutsche Krebshilfe, AWMF): Diagnostik und Therapie des Hepatozellulären Karzinoms und biliärer Karziome, Langversion 2.0, 2021, AWMF Registernummer: 032/053OL, https://www.leitlinienprogramm-onkologie.de/leitlinien/hcc-und-billiaere-karzinome.

3. Maligne biliäre Tumoren. Leitlinie. Empfehlungen der Fachgesellschaft zur Diagnostik und Therapie hämatologischer und onkologischer Erkrankungen. www.onkopedia.com.

Untersuchung	Zeitpunkt nach Therapieabschluss (Monate)														
	3	6	9	12	15	18	21	24	30	36	42	48	54	60	jährlich
Körperliche Untersuchung	x	x	x	x	x	x	x	x	x	x	x	x	x	x	x
Labor: Leberwerte, LDH, CA 19-9, CEA (falls exprimiert)	x	x	x	x	x	x	x	x	x	x	x	x	x	x	x
Bildgebung: Sonographie Abdomen und/oder CT Thorax/Abdomen/Becken und/oder MRT Abdomen	x	x	x	x	(x)	x	(x)	x	x	x	(x)	x	(x)	x	x

Tab. 6.1: Strukturierte Verlaufskontrolle und Nachsorge bei potenziell kurativer Therapie nach [1-3]. **CA 19-9**: Carbohydrate-Antigen 19-9, **CEA**: Carcinoembryonales Antigen.

7. Abkürzungsverzeichnis

Abkürzung	Bedeutung
ACA	Karzinom der Ampulla Vateri
AJCC	*American Joint Committee on Cancer*
BRAF	*v-Raf murine sarcoma viral oncogene homolog* B1
BTC	*Biliary tract cancer*
CCA	Cholangiokarzinom
CEUS	Kontrastmittel-Sonographie
CT	Computertomographie
CT-HDRBT	CT-gesteuerte Hochdosis-Brachytherapie
dCCA	Distales CCA
DWI	Diffusions(gewichtete)-Bildgebung
eCCA	Extrahepatisches CCA
ECOG	*Eastern Cooperative Oncology Group* (auch entsprechender Index zur Lebensqualität)
EGFR	*Epidermal growth factor receptor*
ERC	Endoskopisch-retrograde Cholangiographie
ERCP	Endoskopisch-retrograde Cholangiopankreatographie
EUS	Endoskopische Ultraschalluntersuchung
FGRF	*Fibroblast growth factor receptor*
FOLFOX	Chemotherapie-Schema aus Folinsäure (Leucovorin, FOL), 5-Fluorouracil (F) und Oxaliplatin (OX)
GBCA	Gallenblasenkarzinom
HAI	Intraarterielle Chemotherapie
HCC	Hepatozelluläres Karzinom
HR	*Hazard Ratio*
iCCA	Intrahepatisches CCA
IDH1	Isocitrat-Dehydrogenase 1
mBT	Maligne biliäre Tumore
MRCP	Magnetresonanz-Cholangiopankreatographie
MRT	Magnetresonanztomographie
MWA	Mikrowellenablation
NGS	*Next Generation Sequencing*
NTRK	Neurotrophe Tyrosinkinasen
ÖGD	Ösophago-Gastro-Duodenoskopie
OP	Operation
OR	*Odds Ratio*
OS	Gesamtüberleben
pCCA	Proximales CCA
pCCA	Perihiläres Cholangiokarzinom
PD-L1	*Programmed cell death ligand* 1
PDT	Photodynamische Therapie
PET	Positronen-Emissions-Tomographie
PET-CT	Positronen-Emissions-Tomographie mit CT
PET-MRT	Positronen-Emissions-Tomographie mit MRT
PFS	Progressionsfreies Überleben
PSC	Primär sklerosierenden Cholangitis
PTCD	Perkutane transhepatische Cholangiodrainage
RFA	Radiofrequenzablation
RFS	Rezidiv-freies Überleben
SIRT	Selektive interne Radiotherapie
SSC-CIP	Cholangiopathie des kritisch kranken Patienten (*secondary sclerosing cholangitis in critically ill patients*)
TACE	Transarterielle Chemoembolisation
VEGF	*Vascular endothelial growth factor*

Tab. 7.1: Auswahl von im Buch verwendeten Abkürzungen und deren Bedeutung. Weitere Abkürzungen sind in deren direktem Umfeld oder in Abbildungs- und Tabellenlegenden erklärt.

Index

N

P

R

S

T